运动损伤预防、评估与康复指导丛书

游泳运动损伤的预防与康复训练

主编 人邮体育 周敬滨

副主编 果 森 胥 皞

U0131662

人民邮电出版社

北 京

图书在版编目（CIP）数据

游泳运动损伤的预防与康复训练 / 人邮体育，周敬滨主编. -- 北京：人民邮电出版社，2024.4
（运动损伤预防、评估与康复指导丛书）
ISBN 978-7-115-60167-4

Ⅰ．①游… Ⅱ．①人… ②周… Ⅲ．①游泳－运动性疾病－损伤－预防(卫生)②游泳－运动性疾病－损伤－康复 Ⅳ．①R873

中国版本图书馆CIP数据核字(2022)第189184号

免责声明

本书内容旨在为大众提供有用的信息。所有材料（包括文本、图形和图像）仅供参考，不能用于对特定疾病或症状的医疗诊断、建议或治疗。所有读者在针对任何一般性或特定的健康问题开始某项锻炼之前，均应向专业的医疗保健机构或医生进行咨询。作者和出版商都已尽可能确保本书技术上的准确性以及合理性，且并不特别推崇任何治疗方法、方案、建议或本书中的其他信息，并特别声明，不会承担由于使用本出版物中的材料而遭受的任何损伤所直接或间接产生的与个人或团体相关的一切责任、损失或风险。

内 容 提 要

本书首先介绍了运动损伤的基础知识，接着分析了游泳运动的特点、技术动作和易损伤部位，然后对游泳运动不同部位常见损伤的症状、诱因、预防指导、处理指导、康复中后期推荐训练计划和重返运动的标志进行了详细讲解，并采用真人示范图解的方式，对康复训练动作进行了展示。最后，本书讲解了关于游泳运动损伤的常见疑问与误区。

本书既适合作为运动康复师、专项教练和体能教练等专业人士的运动损伤速查手册，也适合作为专业运动员和运动爱好者的运动损伤科普指南。

◆ 主　　编　人邮体育　周敬滨
　　副主编　果　森　胥　皞
　　责任编辑　刘　蕊
　　责任印制　马振武

◆ 人民邮电出版社出版发行　　北京市丰台区成寿寺路 11 号
　　邮编　100164　　电子邮件　315@ptpress.com.cn
　　网址　https://www.ptpress.com.cn
　　北京瑞禾彩色印刷有限公司印刷

◆ 开本：700×1000　1/16
　　印张：11.5　　　　　　　　2024 年 4 月第 1 版
　　字数：246 千字　　　　　　2024 年 4 月北京第 1 次印刷

定价：79.80 元

读者服务热线：(010)81055296　印装质量热线：(010)81055316
反盗版热线：(010)81055315
广告经营许可证：京东市监广登字 20170147 号

CONTENTS

目录

第1章 运动损伤基础知识 1

1.1 运动损伤类型 ·· 2
1.2 运动损伤风险因素 ·································· 8
1.3 运动损伤评估 ·· 12
1.4 运动损伤预防 ·· 14
1.5 急性损伤处理 ·· 17

第2章 游泳运动常见损伤 21

2.1 游泳运动特点 ·· 22
2.2 游泳动作分析 ·· 23
2.3 不同泳姿常见损伤 ·································· 24

第3章 躯干损伤的预防与康复 25

3.1 躯干解剖学 ·· 26
3.2 躯干常见损伤 ·· 28

第4章 肩部损伤的预防与康复 41

4.1 肩部解剖学 ·· 42
4.2 肩部常见损伤 ·· 46

第5章 膝部损伤的预防与康复 61

5.1 膝部解剖学 ·· 62
5.2 膝部常见损伤 ·· 64

第6章 足部和踝部损伤的预防与康复　　　　77

　　6.1　足部和踝部解剖学 ································78

　　6.2　足部和踝部常见损伤 ························80

第7章 其他常见损伤的预防与康复　　　　89

第8章 损伤康复训练动作　　　　109

第9章 常见疑问与误区　　　　167

动作视频观看说明 ································177

作者简介 ································178

扫描右方二维码添加企业微信。

1. 首次添加企业微信，即刻领取免费电子资源。

2. 加入体育爱好者交流群。

3. 不定期获取更多图书、课程、讲座等知识服务产品信息，以及参与直播互动、在线答疑和与专业导师直接对话的机会。

第 1 章

运动损伤基础知识

- ■ 运动损伤类型
- ■ 运动损伤风险因素
- ■ 运动损伤评估
- ■ 运动损伤预防
- ■ 急性损伤处理

1

1.1 运动损伤类型

运动损伤是伴随运动发生的身体损伤。产生运动损伤的原因很多，例如运动技能不熟练、运动前未进行热身或热身不充分、挑战高难度动作及身体存在肌肉或骨骼损伤史等。运动损伤的类型有很多，通常来说，我们会根据结构或部位，对这些损伤进行分类。

根据结构分类

根据结构分类，即根据身体结构，例如身体的骨骼、关节、韧带、肌肉、肌腱和皮肤等，对运动损伤进行分类。这种分类方法有利于针对身体结构特性分析损伤产生的原因，以及损伤的程度。

骨骼损伤

运动中发生的骨骼损伤，多为骨折或骨裂。四肢中较长的骨，或者与四肢关节相关的骨，发生骨折的风险较高。骨折的类型有很多，根据骨折后骨块有没有分离和移位，可分为无移位骨折和移位骨折。

无移位骨折

无移位骨折通常不伴随其他并发症，没有神经、血管、肌肉和肌腱等的损伤；初次进行X光片检查时甚至可能看不到明显的骨折线，或者能看到骨折线但看不到骨块的移位。图1.1中，骨折处仅有一条骨折线，并且骨的位置没有偏移。多数情况下，这样的骨折用石膏固定治疗即可，但某些部位的无移位骨折也需要进行手术治疗，例如股骨颈骨折等。

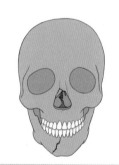

图1.1　无移位骨折

移位骨折

移位骨折指骨块产生了移位的骨折（见图1.2），一般发生在比较长的骨上，例如手臂的肱骨、大腿的股骨和小腿的胫骨等。这种骨折往往会给伤者带来比较大的创伤，骨折处会出现不规则的棱角，容易给周围的软组织带来伤害。移位骨折通常需要进行手术治疗，并且用金属板固定骨折的位置（对骨起到稳定、保护和增加坚固程度的作用）。

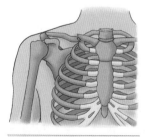

图1.2　移位骨折

注：本书中的解剖图及损伤图仅为示意图。

移位骨折可以根据移位的方向进一步细分为嵌插骨折和分离性骨折，还可以根据骨折后骨块的分离数量进一步细分为单纯性骨折和粉碎性骨折。

▶ 嵌插骨折

嵌插骨折指断骨的两端重叠咬合在一起的骨折，从X光片看，骨的长度变短。嵌插骨折是比较严重的骨折，需要进行手术治疗。嵌插骨折多发生在腕关节，例如在溜冰、滑雪等运动中，摔倒时用手撑地易导致其发生。

▶ 粉碎性骨折

粉碎性骨折指骨断裂成三块或以上的骨折，骨折处会出现骨碎片，骨折处周围伴有肿胀或出血现象，软组织受到损伤。这种骨折通常是由较大的外力造成的，属于比较严重的骨折。粉碎性骨折要通过手术将移位的骨复位，并用金属板固定进行治疗。

此外，骨折还包括一些特殊的类型，例如应力性骨折、复合性骨折、骨骺骨折、撕脱骨折和骨折脱位等。

应力性骨折

应力性骨折是一种积累性骨折，是由于肌肉经常处于疲惫状态形成的骨折。肌肉被过度使用，处于疲惫状态，不能及时吸收作用于身体的外力，使得这些外力作用于骨并在持续一段时间后引起骨的轻微损伤，出现不明显的骨裂或骨折现象（见图1.3）。因此，应力性骨折早期不容易被发现，甚至通过X光片检查也不能诊断出有骨折现象。应力性骨折伤者会感到局部的疼痛，做轻负重动作时痛感不明显，跑动或压力大时，会有明显痛感。

应力性骨折早期的主要治疗手段是休息，充分的休息可以促进骨自然愈合。

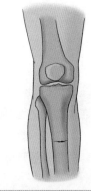

图1.3 应力性骨折

复合性骨折

复合性骨折会兼有多种骨折症状，例如骨发生移位，或者骨折处有粉碎性骨折症状，又或者尖骨划伤软组织，甚至穿透皮肤等。复合性骨折比较严重，通常发生于身体被剧烈碰撞时。进行需要高速跑动的运动项目时易发生复合性骨折，例如足球、橄榄球等运动。

骨骺骨折

骨骺是还处于生长期的儿童和青少年的骨骼在发育过程中，两端软骨中出现的骨化点。骨骺会随着青少年的成长，逐渐变成骨。如果骨折从骨干（骨的两端为骨骺，中间为骨干）部分延伸到骨骺部分，骨骺出现损伤，会影响骨的生长。因此，出现骨骺骨折时，要谨慎处理。

根据骨折发生的位置和严重程度，骨骺骨折可分为索尔特Ⅰ型~Ⅴ型。Ⅰ型和Ⅱ型骨折，由于骨有较强的自我修复能力，一般不需要手术，可通过充分休息使其自愈，并保证受伤部位不要负重；Ⅲ型至Ⅴ型骨折需要通过手术进行治疗修复，但易造成生长障碍，或者产生关节炎。骨骺骨折的发生概率很小，棒球运动中有可能会出现骨骺骨折。

撕脱骨折

撕脱骨折指肌腱或韧带撕裂时，伴随撕脱下来小块的骨，常见于手指。撕脱骨折在棒球运动中的发生概率较大。

骨折脱位

骨折脱位指骨裂时伴随韧带与肌肉的损伤，发生骨裂的骨在关节位置脱位。骨折脱位常发生于跳伞或赛车运动中。

关节与韧带损伤

关节是身体中骨与骨连接的部位，主要由关节面、关节囊和关节腔三部分构成。两块骨连接的面称为关节面，通常上方有软骨覆盖。关节囊是包围关节的软组织，其与关节面共同围成的腔隙为关节腔。关节腔内有关节液，能润滑关节。

此外，关节之间还有韧带连接，韧带是稳定关节的重要结构。

关节扭伤时，往往伴随着韧带损伤。青少年由于骨还处于生长期，坚硬度不够，韧带与骨连接的地方会因拉扯产生骨折，即撕脱骨折；成人骨骼坚硬，更容易发生韧带本身的撕裂。

韧带损伤的具体状况如下。

▶ Ⅰ级损伤

韧带发生轻度撕裂，局部有轻微压痛，外观上可看到局部肿胀。此种程度的损伤对关节活动的影响较小。由于韧带部位血管较少，营养供给不足，所以修复过程较慢。一般来说，Ⅰ级损伤需15~20天才能恢复。

▶ Ⅱ级损伤

韧带局部撕裂较严重，压痛明显，外观肿胀明显。韧带功能部分丧失，关节稳定性轻度受损，影响关节活动。一般来说，Ⅱ级损伤需要20~40天才能恢复。

▶ Ⅲ级损伤

韧带几乎完全断裂，可能伴有明显响声，有剧烈痛感，损伤部位肿胀明显。韧带功能严重受损，关节彻底失去稳定性，严重影响关节活动。一般来说，Ⅲ级损伤需要通过手术进行恢复，恢复期为90~120天（也可能会更长）。

肌肉与肌腱损伤

连接人体关节的肌肉称为骨骼肌。骨骼肌包括肌腹和位于两端的肌腱。通常，人们所说的肌肉指的是骨骼肌的肌腹部分。骨骼肌除了为人体基本运动提供力量之外，对维持关节的稳定性也有重要作用。骨骼肌的常见损伤为拉伤。

拉伤

拉伤的具体状况如下。

▶ I 级拉伤

肌纤维局部轻微撕裂，患处会有压痛。在拉伸受伤肌肉时，也会产生疼痛。触摸受伤肌肉时，会发现肿胀和产生触痛。I 级拉伤会影响运动功能的发挥，在高强度运动时，肌肉功能受限更明显。I 级拉伤在短时间内即可修复。

▶ II 级拉伤

肌纤维局部撕裂较严重，肌肉在被触摸、拉伸或压迫时有明显或强烈的痛感。肌肉有明显的肿胀现象，甚至可能会出现痉挛。肌肉功能严重受损，力量减弱。一般来说，肌肉修复需经过20～40天。

▶ III 级拉伤

肌纤维几乎完全断裂，失去运动能力。肌肉有强烈痛感，患处肿胀明显，并且断裂肌纤维周边的肌肉出现痉挛，肌纤维以束状聚在一起。这种拉伤通常是由于肌肉的拉伸或收缩大大超出其运动范围。一般来说，III 级拉伤需要进行手术治疗，恢复时间为60～90天（或更长时间）。

肌腱炎

肌腱炎是常见的肌腱损伤（见图1.4）。强大的外力损伤会导致肌腱拉伤发生，但肌腱炎更多情况下由慢性损伤导致，即由长期不正确的发力方式，或者长期过度使用某处的肌肉、肌腱导致。网球肘与跑步膝是常见的由慢性损伤导致的肌腱炎。网球肘的出现是由于过度使用前臂伸肌，造成该处肌肉的轻微撕裂、拉伤，以及肌腱发炎。跑步膝的出现是由于大腿外侧的髂胫束与股骨外上髁摩擦过多，使肌腱磨损发炎。

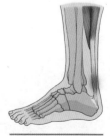

图1.4 肌腱炎

皮肤损伤

常见的皮肤损伤有擦伤、晒伤、水疱和真菌感染等。

擦伤

擦伤指在运动中因摔倒、碰撞和摩擦，或者因衣服不合身、鞋子不合脚等，摩擦皮肤，导致皮肤表面受损（见图1.5）。这样的损伤通常不会很严重，做好清洁和消炎即可。

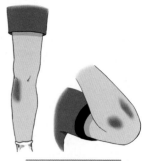

图1.5 擦伤

晒伤

晒伤是户外游泳运动常见的皮肤损伤（见图1.6）。皮肤晒伤会产生灼痛感，受伤部位会出现红肿现象，严重的话还会出现水疱，伤及真皮层。在户外游泳时，皮肤暴露在光线中，并且皮肤在水中更容易吸收紫外线，会加重皮肤晒伤。因此，在光线比较强时进行户外游泳，要涂好防晒霜。

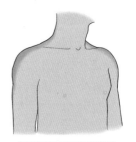

图1.6 晒伤

水疱

水疱常见于脚部（见图1.7），虽然不是严重的问题，但要做好清洁和治疗工作，避免感染和扩大。

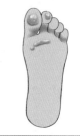

图1.7 水疱

真菌感染

真菌感染主要指脚趾部位的足癣（见图1.8）。在训练室与更衣室等环境中，赤脚走在地上容易感染真菌。此外，不良个人习惯，例如好几天不换袜子，脚又经常处于湿热环境中，再加上鞋子透气性差，很容易感染足癣。真菌感染需要用药物进行治疗。

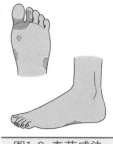

图1.8 真菌感染

根据部位分类

运动损伤也可以按照身体部位大致分为头颈部运动损伤、躯干运动损伤、上肢运动损伤和下肢运动损伤。一般来说，在不同种类的运动中，各部位的损伤风险有所不同，具体和运动特点有关。例如在篮球、足球和跑步运动中，下肢的受伤概率较大；而在乒乓球运动中，损伤多发生在上肢。

头颈部运动损伤

头颈部是人体的重要部位。头部有大脑，颈部有颈椎，而人体重要的神经中枢就位于大脑与椎管中。因此，头颈部受伤的话，情况通常比较严重。头颈部常见的比较严重的运动损伤包括脑震荡、硬脑膜下血肿和颈椎损伤等。

躯干运动损伤

躯干运动损伤主要包括腰部拉伤和慢性腰痛等。

上肢运动损伤

上肢运动损伤主要发生于上肢的关节部位（肩部、肘部、腕部和手部）。肩部的肩袖损伤是常见的上肢运动损伤。其他常见的上肢运动损伤包括肩关节盂唇撕裂、肱二头肌肌腱炎、网球肘、高尔夫球肘、腕管综合征、三角纤维软骨复合体损伤和手指损伤等。

下肢运动损伤

下肢运动损伤在大多数运动中的发生概率较大，尤其是在篮球和足球运动中。这是因为篮球和足球运动中的大部分动作需要下肢发力，臀部、大腿、膝部、踝部和足部都是可能发生损伤的部位。常见的下肢运动损伤包括髋关节盂唇撕裂、髂腰肌肌腱炎、髋内收肌肌腱炎、臀肌拉伤、前交叉韧带损伤、内侧副韧带损伤、半月板损伤、髌腱炎、髌股关节疼痛综合征、踝关节扭伤、跟腱断裂、跟腱炎和足底筋膜炎等。

1.2 运动损伤风险因素

除了高强度运动带来的冲击，运动损伤的发生还受到很多其他方面的因素的影响，例如骨骼、肌肉是否有损伤史，关节活动是否受限，肌肉力量是否不足，是否缺乏本体感觉，或者动作姿势是否不正确等。

损伤史

骨骼与肌肉是实现运动功能的主要器官，如果运动员的骨骼与肌肉有损伤史，会大大提升其发生运动损伤的风险。相关研究表明，在高校开展的足球、橄榄球等运动中，有损伤史的球员发生运动损伤的概率比没有损伤史的球员大几倍。这主要是因为韧带和肌肉的既往损伤会降低其弹性，破坏其平衡，使其运动能力受限，容易因运动中的强大冲击力再次受伤。

关节活动度

关节活动度指关节的有效活动范围，主要通过人体的功能性运动表现出来。活动度可分为主动活动度与被动活动度。主动活动度指人体在进行主动动作过程中表现出来的柔韧性，肌肉活动会参与其中；被动活动度指在肌肉不发生收缩的前提下，身体所表现出来的柔韧性，即关节的活动范围。

关节的活动度与肌肉、韧带分不开。韧带是关节囊的主要组成部分，围绕关节，起到稳定关节的作用。肌肉的柔韧性则决定了关节在动态环境中的活动范围。如果肌肉与韧带的柔韧性差，关节活动度小，运动中很容易造成损伤。举一个很简单的例子。我们都知道在进行比赛或运动前，有必要进行充分的热身，这是因为热身可以让血液流速加快，身体温度升高，与关节相关的韧带、肌肉和肌腱等组织的黏滞性也会随着温度的升高而降低，使得关节润滑度提高，关节活动度变大，从而有效减小运动损伤的发生概率。相反，如果不进行热身，关节各相关组织还处于低温黏滞状态，此时直接开始进行比赛或运动，身体运动范围必然受限，从而增大运动损伤的发生概率。

肌肉力量

身体的力量来自肌肉做功。肌肉力量的大小，决定着身体运动功能的强弱。如果肌肉力量弱小，易造成运动损伤。

动作质量的决定因素

肌肉力量决定动作质量。在神经系统的支配下，有力的肌肉可以配合骨骼做出各种动作，也能承担起足够大的负重。如果肌肉力量弱小，动作做不到位，会导致代偿现象发生，而发生代偿现象是运动损伤的产生原因之一。另外，进行负重训练时，如果肌肉力量不足，也容易引发运动损伤。

维持身体稳定的重要因素

肌肉力量是维持身体稳定的重要因素。核心肌群的力量有维持身体稳定的作用，关节周围肌肉的力量有维持关节稳定的作用，如果这些肌肉或肌群的力量较弱，会影响核心稳定性与关节稳定性，从而引发运动损伤。

不均衡引发运动损伤

肌肉力量不均衡，也是引发运动损伤的原因之一。肌肉力量不均衡会造成不良体态，下交叉综合征就是典型的例子（见图1.9）。在下交叉综合征中，腹部、臀部肌肉力量薄弱，要依靠腰部、背部、大腿前侧的肌肉维持身体平衡，这样会造成身体重心的前移，并产生膝外翻，加重下肢关节的压力，带来运动隐患。

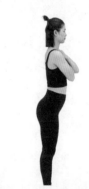

图1.9 下交叉综合征

本体感觉

本体感觉是指无论人体处于何种状态，人体的各运动器官，包括肌肉、肌腱和关节等，所产生的感觉。这种感觉能对人体的位置、空间和状态等产生判断，有利于运动的进行。

本体感觉从低到高分为三个等级。

▶ 第一等级

第一等级指身体运动器官（例如肌肉、肌腱、韧带和关节等）在位置、运动和负重等方面的感觉。

▶ 第二等级

第二等级指小脑对运动的协调感，以及前庭对运动状态和头部空间的感受，表现为平衡感。

▶ 第三等级

第三等级指大脑皮层对运动的整体感觉。

本体感觉有多种感受器，这些感受器除了有感知功能外，还配合神经系统调节人体活动，并保护人体器官。例如人体的骨骼肌与肌腱中存在着肌梭与高尔基腱器，二者都是人体的感受器。肌梭位于骨骼肌中，当肌肉被拉长时，为了避免因过度拉伸而受伤，肌梭会向中枢神经系统发出信号，中枢神经系统反馈信息，使肌肉收缩。高尔基腱器位于肌腹与肌腱的连接处，肌肉收缩时，高尔基腱器会感受到肌肉张力的大小与变化速率；如果肌肉张力过大，超过高尔基腱器阈值时，高尔基腱器就会产生神经冲动，传入神经中枢，引起反射，使肌肉放松。

本体感觉的缺失，并且无论是哪一等级的缺失，都会给运动带来感觉障碍，引发运动损伤。

动作姿势

动作姿势正确在运动过程中是非常重要的。错误的动作姿势，轻则导致运动水平降低，重则引发运动损伤。动作姿势可分为两类，一类是静态姿势，另一类是动态姿势。

静态姿势

静态姿势指人体处于放松状态的姿势，例如坐姿、站姿和卧姿。静态姿势是运动的预备阶段，静态姿势不标准或不正确，会影响运动水平的发挥。

动态姿势

动态姿势是在空间内任何时间、任何运动平面组合中保持最佳瞬时旋转轴的能力，用通俗的话来说，就是在动态姿势中，身体各部位在运动中都处于合理的位置，才能产生最高的工作效率。就像在一个简单的投掷动作中（例如投铅球），如果髋关节缺乏稳定性和平衡能力，扭动旋转位置有偏差，前期的助跑力量就不能有效地传递给上肢，而上肢向后收以储存势能及后续向前、向上做投掷动作时，会缺乏一个稳定的平台，导致不但发挥不出正常的投掷水平，还容易造成运动损伤。

正确姿势

首先，正确的姿势要求肌肉处于平衡状态——无论是长度，还是弹性，都在最佳状态。人体在做一个动作时，除了由主动肌收缩发力之外，还需要协同肌协同收缩做功，拮抗肌舒张配合。如果拮抗肌弹性不好，舒张有限，会限制主动肌的收缩程度，影响动作效果，关节会偏离最佳角度，甚至产生关节与韧带的磨损，久而久之造成损伤。

其次，正确的姿势讲究人体中立位（见图1.10）。人体中立位即人体在站立时，从正面观察，头部端正，没有外斜或扭转，双肩高低齐平，肩部自然下沉放松，双脚保持与臀部宽度相同且可略向外打开；从侧面观察，肩部、脊柱、膝部和脚踝，从上到下连成一条垂直于地面的直线；从背面观察，从后颈到臀部中心，再到双脚中间位置的连线，可以形成一条垂直于地面的直线。

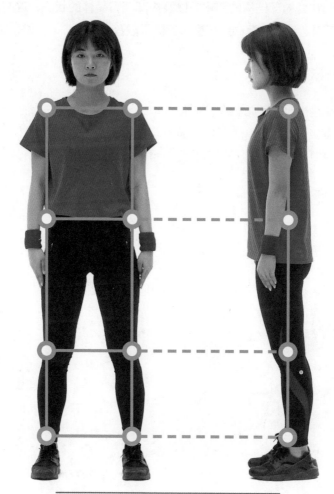

图1.10 人体中立位（正面和侧面）

当处于运动中时，人体的姿势是在不断变动的，并且需要在不同的动作中保持平衡。运动中平衡的保持也有几个原则。例如在进行举重类动作或爆发力很强的跳跃动作时，需要保持脊柱的挺直状态，即通常要求的背部保持挺直；在进行硬拉类动作或跳跃类动作时，要求耳部、肩部和髋部在同一平面上。这样身体的稳定性就会大大提升，可有效减小受伤概率。

1.3 运动损伤评估

　　仅仅依靠伤处的外观、响声与伤者的感受，并不能对损伤做出科学、完整的判断，因为我们并不能洞察伤处内部结构的变化，以及内部器官具体的状况，这些需要借助现代医疗器械和手段来了解。常见的运动损伤医学评估手段有询问病史、体格检查和影像检查。

询问病史

　　伤者就医时，医生首先关注的是伤者什么地方不舒服，损伤是怎么产生的，这种情况有多久了，有没有接受过检查和治疗等。有时，仅通过病史的询问就能基本判断伤者的损伤情况。伤者自身对这些情况的记忆清楚，能够很好地帮助医生进行诊断，或者进行下一步检查和治疗。

体格检查

　　运动损伤的体格检查包括视、触、动、量和查体试验5个部分。

1 视　视，指对伤者损伤部位的直接观察和伤者相关身体情况的观察。例如针对膝关节痛的伤者，医生可能不仅要观察其膝关节的情况，还要观察其下肢整体有没有膝内翻或膝外翻等问题。

2 触　触，指医生通过查体手法触摸伤处，明确有没有压痛、积液等情况。

3 动　动，指医生观察伤者有没有活动受限或异常的情况。

4 量　量，指医生利用尺子等工具对伤者肢体围度等指标进行测量，使用情况相对较少。

5 查体试验　当医生大致确定可能是哪些损伤或疾病时，会要求伤者配合，主动或被动地完成一些动作，即"查体试验"。

　　门诊或急诊的诊室中，医生会对伤者选择性地进行体格检查，来判断伤者的损伤情况。视、触、动、量和查体试验都十分依赖伤者的配合，如果伤者无法很好地配合，可能会出现检查结果错误或无法进行检查的情况。

影像检查

影像检查是利用大型医学设备进行的检查。运动损伤常需进行的影像检查包括X光片检查、CT扫描、磁共振成像（MRI）检查和超声检查等。磁共振成像（MRI）也常常被称为核磁共振成像（NMRI），两者实际进行的是同一种检查。影像检查常常不是必需的，但也可能需要同时做多种影像检查。

X光片检查

X光片检查在骨骼损伤的评估中使用率非常高，因为它可以直观地反映骨骼的整体状况。X光片检查的原理是X线穿过伤者时会被其身体和衣物阻挡，剩余的X线被伤者后方的接收板吸收，在经过计算机处理后显示出阻挡X线的物体的轮廓。阻挡X线的量的多少与组织的密度有关。骨骼对X线的吸收量相对周围组织更多，所以在X光片中能够与其他组织清楚地区别并显示出来；剩下的肌肉、韧带等软组织的密度比较接近，所以在X光片上很难分辨。

CT扫描

CT扫描的原理也是利用X线进行检查，但它的扫描方式不同，显示的是身体某个部位的连续横截面图像，因此能够观察更细微的骨骼损伤，对少部分的肌肉软组织损伤也有一定的诊断价值。

磁共振成像（MRI）检查

磁共振成像（MRI）检查利用磁场进行检查，因此要求伤者身上没有磁性金属，才能进行检查。磁共振成像检查能区分肌肉、肌腱和韧带等软组织结构，也能显示骨髓的炎症情况，因此主要用于诊断韧带与肌肉等软组织损伤。应力性骨折的早期评估也依赖磁共振成像检查。磁共振成像检查不具有辐射性，但检查时间长，每台设备每日能检查的病人数量相对较少，因此常常需要提前预约。

超声检查

超声检查指利用超声波对皮下的肌肉和韧带等软组织进行观察。超声检查的适用范围类似磁共振成像检查，但是超声检查过程的所有图像无法都提供给门诊医生，所以多数情况下评估价值不如磁共振成像检查。但超声检查时间较短，价格相对便宜，所以在无法立刻进行磁共振成像检查的情况下，超声检查也有很高的实用价值。

1.4 运动损伤预防

运动损伤的发生，虽然会受到客观因素（例如装备不合适和场地不平整等）的影响，但如果要从根本上减小运动损伤的发生概率，重要的是提升自身身体素质，例如从关节活动度、柔韧性、肌肉力量、神经肌肉功能等方面着手，并在运动前做好热身，运动后做好恢复。

关节活动度

关节活动度指关节的有效活动范围，是衡量人体运动功能的重要指标之一。它受关节解剖结构及周围肌肉、韧带等软组织的弹性和延展性的影响，一旦受限，人体将无法以符合生物力学机制的方式完成日常生活和运动任务，从而极易受伤，还很有可能出现慢性疼痛问题，影响生活、工作。

提升关节活动度的方法包括肌筋膜放松、静态拉伸、动态拉伸、本体感觉神经肌肉易化（PNF）拉伸和手法矫正等。

柔韧性

柔韧性指肌肉、肌腱和韧带等软组织在关节处能被拉伸的程度。良好的柔韧性可以提升关节的灵活度，扩大关节活动范围，提升韧带与肌肉的弹性、延展性，使韧带与肌肉不容易被拉伤。因此，良好的柔韧性可以保护身体少受意外伤害。

提升柔韧性的方法就是做拉伸运动，或者利用泡沫轴对筋膜进行按摩和放松。拉伸运动有多种形式，例如主动拉伸、被动拉伸、动态拉伸、静态拉伸、弹震式拉伸和PNF拉伸等。

肌肉力量

肌肉力量是通过肌肉收缩克服和对抗阻力完成运动的能力。针对运动损伤的预防，优秀的肌肉力量是抵抗外力与控制身体稳定的重要因素。只有具备良好的肌肉力量，才能使动作更精准、协调性更强、更经济，延缓疲劳感的产生，从而有效减小运动损伤的发生概率。

肌肉力量的提升可通过抗阻训练来达成。在抗阻训练的过程中，肌肉会因对抗压力受到充分的刺激，肌纤维出现结构上的微损；在抗阻训练结束后，肌肉得到充分休息，并补充足够的蛋白质，肌纤维得到修复、增多，并且功能得到强化，以抵抗外界更大的阻力，最终肌肉力量得到提升。

神经肌肉功能

神经肌肉功能训练是各种综合训练的集合。常见的神经肌肉功能训练包括生活功能训练和本体感觉训练。

生活功能训练主要适用于生活功能明显受限的人群，例如损伤或手术后早期、神经功能受损的人，主要内容为在康复师的指导和帮助下，逐步完成一些日常生活中的活动，例如步态正确的行走等。

本体感觉训练是下肢运动损伤的预防和康复训练中常见的内容，主要以平衡性训练的形式进行，而平衡性训练主要针对核心稳定性展开。核心区域指包括腹部、腰椎、骨盆和髋部的肌肉与骨骼在内的区域，核心肌群控制着身体姿势、腰椎的稳定性，以及身体的平衡。在核心稳定性训练的过程中，核心肌群不断地收缩与放松以提升身体对平衡变化的体察能力，并及时调整，最终使核心肌群能自如控制身体平衡，减小运动损伤的发生概率。

热身与恢复

运动前进行热身可以使体温在短时间内升高，肌肉摆脱僵硬状态，柔韧性得到提升，关节也会变得更灵活。运动后的恢复，不仅是为了让肌肉消除紧张感，也是为了让肌肉得到充分的休息与修复时间，以变得更强壮有力。热身与恢复所带来的这些改变，最终可以提升训练效率，并降低运动损伤风险。

热身

热身运动有很多，常见的有慢跑、开合跳和跳绳等。这些全身运动可以在短时间内提升心率，让身体快速升温，进入运动状态。需要注意的是，选择热身运动时应遵循以下几项原则。

1. 应包括动态拉伸运动（见图1.11），提升肌肉弹性与关节灵活性。

2. 应结合专项动作。

3. 运动强度不要太大，不要热身至疲劳状态。

4. 应进行预防运动损伤性质的热身，例如关节要充分活动，主要肌肉要充分活动。

5. 如果要比赛，在热身即将结束时，可将动作速度提升至比赛时的动作速度。

热身时间控制在10~15分钟。注意热身结束到进入正式运动的过渡阶段的时间保持在5~10分钟。如果过渡时间太长，体温会下降，失去了热身的意义；如果过渡时间太短，正式运动时容易产生疲劳感。另外，如果是比赛，半场休息时也可以做短时冲刺热身，这有利于下半场的运动表现。

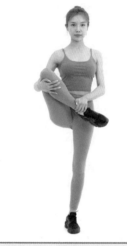

图1.11 动态拉伸运动

恢复

恢复方法除了有充足的休息时间，还需要在运动后第一时间对身体肌肉进行拉伸和放松，使肌纤维舒展开来，以促进肌肉恢复良好状态。另外，运动过程中产生的代谢废物——乳酸，会造成肌肉的酸痛感，而拉伸与放松运动能促进乳酸等代谢废物快速排出，有效减轻运动疲劳与肌肉酸痛感。运动后恢复一般选用静态拉伸（见图1.12）的方法。

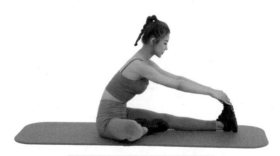

图1.12 静态拉伸运动

1.5 急性损伤处理

常见的急性损伤处理方式主要是一些英文缩写指代的损伤处理原则，包括RICE原则、PRICE原则、POLICE原则和PEACE & LOVE原则。这些原则适用的情景类似，多数情况下只需牢记并应用其中一种原则。

RICE原则

RICE是四个步骤的英文名称的首字母组合，具体内容如下。

Rest
休息，指首先停止一切运动，包括受伤后立即停止运动和在恢复期内避免进行激烈的运动，将损伤程度降到最低。

Ice
冰敷，指在损伤发生后，在尽量短的时间内，快速冰敷伤处。具体做法为将冰块敲成小块，用干净的布包起来，然后放在伤处（不可以将冰块直接放在伤处）。这样可减缓伤处的血流速度，放慢细胞的新陈代谢，减轻疼痛。冰敷持续15~20分钟后拿下冰块，等伤处温度回升后，再继续冰敷，直至伤处有麻木感。冰敷时每隔5分钟左右要查看一下伤处，以避免发生冻伤的情况。冰敷的总体持续时间要视伤处的症状而定。

Compression
加压包扎。加压包扎一方面能抑制伤处流血，减少出血量；另一方面可以限制伤处的活动，减少对伤处的伤害。包扎四肢时，在绷带下垫一层硬物，压住伤处。

Elevation
抬高，指将伤处抬高处理。这是为了减少血液流向伤处，并减少血液渗出。抬高要持续至肿胀消除为止。

PRICE原则

PRICE是五个步骤的英文名称的首字母组合，分别是Protect、Rest、Ice、Compression和Elevation。PRICE原则的大部分内容与RICE原则相同，区别在于P，即Protect。

Protect 保护，指在损伤发生后，应立即停止活动，保护受伤的部位，避免受伤部位二次受伤或负重。

POLICE原则

POLICE是五个步骤的英文名称的首字母组合，分别是Protect、Optimal Loading、Ice、Compression和Elevation。POLICE原则的大部分内容和PRICE原则相同，区别在于OL，即Optimal Loading。

Optimal Loading 最优负荷，指倡导适当负重与运动。康复训练应该从受伤后立刻开始，一味地休息不仅不利于恢复，而且会产生很多问题。

PEACE & LOVE原则

PEACE & LOVE原则是2019年新提出的急性损伤处理原则。PEACE包括五个步骤：Protection，Elevation，Avoid anti-inflammatory modalities，Compression和Educate。其中，Avoid anti-inflammatory modalities和Educate是新提出的。LOVE包括Load、Optimism、Vascularisation和Exercise四个步骤，主要用于亚急性期（使用PEACE原则进行一定程度的恢复后）。

Avoid anti-inflammatory modalities

避免使用消炎药。损伤后组织发炎的过程也是自我愈合的过程，所以不能过度抑制炎症。但另一方面，组织伤后持续炎症也是影响愈合和肢体功能恢复的重要因素。因此，具体用药方式需要听从医生的建议。

Educate

正确教育。除了上述急性期的建议，医疗人员也要做好正确的卫生教育。某些治疗，例如电疗、徒手治疗或针灸等，早期对于疼痛可能有帮助，长期来看，每个人的治疗反应可能不相同。正确的卫生教育，可以有效避免过度治疗。

Load

适当负重。积极的活动、训练等，对于大部分伤者来说是有益处的。如果伤者可以忍受，早期给予其机械式刺激，加上适当负重，可以强化其肌腱、肌肉和韧带的修复，促进其复原，也可以有效避免过度治疗。

Optimism

保持乐观。大脑在伤后复原的过程中扮演着关键角色，忧郁、恐惧等负面心理可能会影响复原。

Vascularisation

保持血液循环畅通。适当的身体活动，有助于增加受伤组织的血流量。在不造成疼痛的前提下，尽早活动受伤部位，增加有氧运动，可以恢复功能，降低止痛药需求。

Exercise

运动训练。运动训练能够恢复关节的活动能力、强化肌肉力量和提升本体感觉，是康复治疗的重要组成部分。

第2章

游泳运动常见损伤

■ 游泳运动特点　　　　■ 不同泳姿常见损伤

■ 游泳动作分析

2.1 游泳运动特点

游泳是一项凭借自身肢体运动和水的相互作用力，在水中移动的运动，具有趣味性、健身性及竞技性，老少皆宜，深受大众喜爱。这项运动的显著特点就是在水中进行，与在陆地进行的运动有很大的不同。这项运动的其他特点包括：无论何种泳姿，都是通过手臂和腿部的打水动作获得推进力的；不同距离的游泳运动具有不同的供能特点。

在水中进行

游泳运动在水中进行，而水并不是我们熟悉的环境。在成长的过程中，我们会逐渐掌握走、跑和跳等基本技能，这些都是进行陆地运动的基础。但我们可能不会接触在水中运动需要掌握的基本技能，所以游泳运动是一项需要从头学习和适应的运动，包括适应水的浮力和压力、学会在水中保持平衡、掌握在水中前进的技术、适应在水中憋气和换气的模式等。这些都是掌握游泳运动技术的基础，若不具备这些基础，极易发生运动损伤，甚至面临生命危险。

通过打水动作获得推进力

手臂和腿部的打水动作是游泳运动的关键技术动作，只有手脚协调配合完成打水动作，身体才能获得在水中前进的动力。手臂的打水动作过程包括入水、抓水、拉水和出水等，在整个过程中，肩部、肘部和腕部运动并承受较大的压力；腿部的打水动作过程主要包括上打腿和下打腿（比较特殊的是蛙泳，其打水动作过程包括蹬腿和收腿），在整个过程中，膝部和踝部运动并承受较大的压力。

具有不同的供能特点

游泳运动与跑步运动相同，也分为短距离、中距离和长距离。短距离项目包括距离为25米、50米和100米的游泳运动，主要的供能系统是无氧代谢系统中的磷酸原和糖酵解系统。中距离项目包括距离为200米和400米的游泳运动，长距离项目包括距离为800米和1500米的游泳运动等，这两类项目都是无氧代谢系统和有氧代谢系统混合供能，其中前者的糖酵解系统供能占比较多，后者的有氧代谢系统供能占比较多。因此，游泳运动参与者在不同项目中的速度和疲劳情况不同，损伤情况也会有所不同。

2.2 游泳动作分析

　　游泳，作为奥林匹克运动会的一大项目，以其独特的魅力深受大众的喜爱。游泳运动在水中进行，需要运动者利用浮力及其自身与水的相互作用力推进身体前行，同时克服阻力，这个过程需要整个身体协同配合。游泳运动损伤高发部位根据不同泳姿有所差别。国外的几项游泳运动员流行病学研究认为：游泳运动损伤最易发生的部位依次为腰部、肩部、膝部、踝部、颈部和腕部等。国内一项针对高水平游泳运动员损伤特征的研究指出：游泳运动损伤高发部位依次是肩部、腰部和膝部。此外，有研究指出：游泳运动员属于呼吸道疾病高危人群，其发生率为25%~74%。

肩部

　　与陆地运动相比，游泳运动需要反复、高频旋转肩膀而产生推动力，所以肩关节是核心关节。据统计，游泳运动员训练3小时，会重复划水动作超过2500次。反复、高频的肩部动作，有可能引起软组织急性损伤和慢性劳损，继而造成肩关节不稳定，而当周围软组织不能维持较好的稳定性时，发生肩峰下撞击综合征的可能性极大。同时，肩痛也一直是困扰广大游泳爱好者的重要问题。

腰部

　　游泳运动离不开肩部和腿部的共同作用，而腰部是其中重要的"桥梁"。蝶泳、蛙泳等需要抬头换气的泳姿中，腰部反复过度背伸，会造成腰椎棘突挤压、撞击，引起周围软组织损伤。不正确的技术动作及腰背部核心力量不足均会引起腰部负荷过大，容易引起腰部肌肉和韧带急性损伤和慢性劳损。

膝部

　　一项调查显示，69%的游泳运动员存在膝关节影像学异常。重复的蹬腿动作会使膝关节内侧副韧带张力增加，有可能引起滑囊等周围软组织发炎，甚至会引起髋内收肌的损伤。膝关节内侧副韧带不稳定多见于蛙泳运动员，因此又称其为"蛙泳膝"。据报道，蛙泳运动员膝关节损伤风险比其他泳姿运动员高出5倍。错误的技术动作（如错误的蹬腿和划水动作）和过度训练都会增加膝关节损伤风险。

踝部

　　尽管在游泳运动中，踝部相对其他部位的损伤率较低，但仍然不容忽视。在自由泳和仰泳的打水动作中，踝关节极度跖屈，容易造成伸肌腱与腱鞘反复摩擦，这种高频的摩擦十分容易引起滑膜炎及腱鞘炎，从而造成踝关节疼痛。

2.3 不同泳姿常见损伤

在游泳运动中，损伤的发生与泳姿密切相关。不同泳姿的技术特点之间的差异会导致高发损伤的不同。据报道，游泳运动中肩部损伤高发于自由泳和蝶泳，而膝部损伤高发于蛙泳。

蛙泳

蛙泳是最为大众所熟知和初学者入门最常学习的游泳项目。蛙泳的技术要求较低，容易学会。蛙泳要求躯干尽可能处于中立位，依靠肩部向下划水、臀部抱水、两腿屈曲蹬水和头颈部出水换气协同配合，并且在蹬水时膝关节和胫骨向外扭转。在蛙泳运动中，若技术动作错误或下肢力量不足，容易造成膝关节损伤。此外，由于蛙泳需要头颈部在手臂向内划水时露出水面进行换气，腰部反复过度背伸，腰椎棘突出现挤压、撞击，容易引起腰椎周围软组织损伤。

仰泳

仰泳简单来说就是以仰卧于水中的姿势进行游泳运动。游泳者的臀部在水下，耳部半没于水中，两脚外露于水面，头部始终呈仰望姿势，双臂入水、划水，双腿左右交替打水，双臂划水时同步进行换气动作。研究显示，仰泳的损伤高发部位为肩部和腰背部，这与其转体时腰部发力的技术动作相关，而由于踝部高频打水，也较易发生踝部损伤。此外，仰泳运动员的耳部损伤发生率很高，这可能与仰泳时容易发生呛水和耳朵进水的情况相关。

蝶泳

蝶泳姿势似蝴蝶，极具观赏性。游泳者的肩部保持与水面齐平，手臂进水晚于头部，并且头部位置要尽可能地降低，接着肩部入水，转动手臂；两腿并拢，膝盖伸直，待足跟超出水面，再向下打水；头部露出水面时进行换气。因蝶泳需要身体俯卧在水中，依靠上肢不断划水前进，所以肩部最易发生损伤。此外，由于蝶泳对腰部爆发力的要求较高，不正确的技术动作及核心力量不足往往会导致腰部负荷过大，容易引起腰部肌肉和韧带急性损伤和慢性劳损。

自由泳

自由泳的速度快，极具竞速性。游泳者的臀部始终处于水上，双臂划水并随节奏进行屈伸，双腿进行屈伸和内蹬夹腿的连贯动作，头部露出水面进行换气。据文献统计，在自由泳项目中，肩部损伤的发生率远高于其他部位。引起损伤的原因除了不正确的划水技术动作和肌肉力量不对称之外，还有高频的肩部前屈、外展和内旋的动作导致肩关节负荷过大，从而极大增加急性损伤或慢性劳损的可能。

第3章

躯干损伤的预防与康复

- ■ 躯干解剖学
- ■ 躯干常见损伤

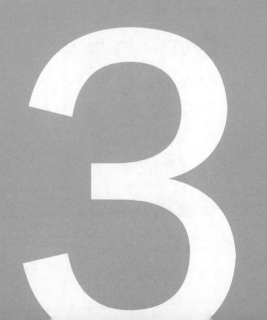

3.1 躯干解剖学

肌肉

肌肉介绍

胸大肌：见"4.1肩部解剖学"中的相关内容。

前锯肌：见"4.1肩部解剖学"中的相关内容。

腹直肌：起于耻骨嵴和耻骨联合，止于剑突和第五至第七肋软骨，有使躯干屈曲和骨盆后倾的功能。

腹外斜肌：起于第五至第十二肋骨外面，后部肌束止于髂嵴，其余肌束移行为腱膜，有使躯干屈曲、躯干向同侧侧屈和向对侧旋转、骨盆后倾的功能。

腹内斜肌*：起于髂嵴、腹股沟韧带外侧和胸腰筋膜，一部分肌束止于第十至第十二肋骨，大部分肌束移行为腱膜，有使躯干屈曲、躯干向同侧侧屈和旋转、骨盆后倾的功能。

腹横肌*：起于髂嵴、腹股沟韧带、胸腰筋膜和第七至第十二肋骨，肌腱移行为腱膜，有增加腹内压及胸腰筋膜张力的作用。

髂腰肌*：包括腰大肌（起于第十二胸椎至第五腰椎横突和椎体外侧，止于股骨小转子）和髂肌（起于髂窝，止于股骨小转子），具有使髋关节屈曲和外旋、骨盆前倾和躯干屈曲的功能。

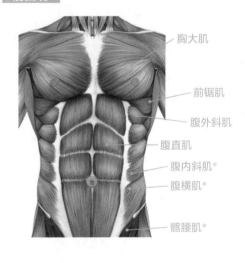

前面观

- 胸大肌
- 前锯肌
- 腹外斜肌
- 腹直肌
- 腹内斜肌*
- 腹横肌*
- 髂腰肌*

后面观

- 斜方肌
- 菱形肌*
- 竖脊肌*
- 背阔肌
- 腰方肌*

肌肉介绍

斜方肌：见"4.1肩部解剖学"中的相关内容。

背阔肌：见"4.1肩部解剖学"中的相关内容。

菱形肌*：见"4.1肩部解剖学"中的相关内容。

竖脊肌*：包括髂肋肌、最长肌和棘肌，起于髂嵴、骶骨、腰椎棘突和胸腰筋膜，在脊椎上呈纵向排列，有使躯干伸展、躯干向同侧侧屈和骨盆前倾的功能。

腰方肌*：起于髂嵴后部，止于第十二肋骨和第一至第四腰椎横突，有使第十二肋骨降低和躯干向同侧侧屈的功能。

注：*指深层肌肉，全书余同。

骨骼和韧带

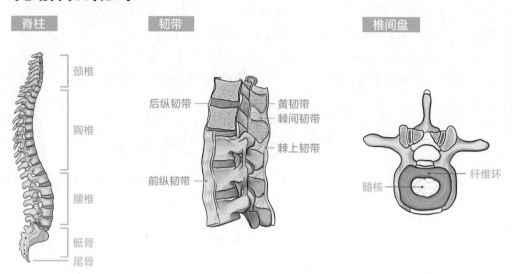

| 脊柱 | 韧带 | 椎间盘 |

脊柱：颈椎、胸椎、腰椎、骶骨、尾骨

韧带：后纵韧带、前纵韧带、黄韧带、棘间韧带、棘上韧带

椎间盘：髓核、纤维环

骨骼和韧带介绍

脊柱：人体最大、最重要的支撑结构，由颈椎（7块）、胸椎（12块）、腰椎（5块）、骶骨（5块骶椎融合构成）和尾骨（4块退化的尾椎融合构成）5部分组成，各椎骨通过椎间盘、韧带和关节相连接并形成了颈曲（向前凸）、胸曲（向后凸）、腰曲（向前凸）和骶曲（向后凸）4个生理性弯曲。

前纵韧带：起于枕骨，止于骶骨，位于脊柱前面，可防止脊柱过度后伸和椎间盘向前突出。

后纵韧带：起于枢椎，止于骶管，位于脊柱后面，可防止脊柱过度前屈和椎间盘向后突出。

黄韧带：连接相邻的椎弓，可防止脊柱过度前屈。

棘间韧带和棘上韧带：连接相邻的棘突，二者在棘间韧带后方融合，可防止脊柱过度前屈。

椎间盘：相邻两个椎体（除寰椎与枢椎之外）之间的纤维软骨盘，共23个。其中央部分的白色胶状物质是髓核，髓核的外围包绕着坚韧而富有弹性的纤维环。椎间盘可支撑和转移椎骨之间的负荷，让椎骨之间得以活动，并帮助吸收整个脊柱的震动，减轻压力。

★ 胸骨：见"4.1肩部解剖学"中的相关内容。

★ 肋骨：共十二对，其中上七对为真肋，中三对为假肋，下两对为浮肋。

3.2 躯干常见损伤

腰椎间盘突出

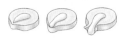

腰椎间盘位于两个腰椎椎骨之间，椎间盘中间是被纤维环包绕着的髓核。椎间盘起着缓冲和减震作用，要承受一定的压力，但如果压力过大会向外突出，压迫到神经，导致疼痛。

腰椎间盘突出常发生在坐姿类，以及脊柱经常弯曲和旋转的运动中，如骑自行车、划船等。

症状

疼痛 腰椎间盘向后外突出时，损伤区域有痛感或肌肉无力感，向下放射至臀部乃至脚踝、脚趾。着凉、劳累、运动过多及坐位时痛感较强，站立或行走时痛感减轻。

磁共振成像检查 可以很好地评估腰椎间盘突出的程度，判断神经是否被压迫。

诱因

- 长时间静坐。静坐时腰椎承受的压力大，导致椎间盘外移。
- 腰椎过于前凸（超过35度）。这种情况在女性中多见。
- 核心稳定性较弱。核心肌群无力，不能提供良好的稳定性。
- 举重物时，伴随扭身或弯腰动作。
- 上提或上举重物时，动作不科学，造成脊柱压力过大。
- 经常快速且反复进行脊柱弯曲和旋转的动作。
- 先天性腰椎管狭窄。
- 臀中肌缺乏力量。这会导致髋部侧向稳定性差，给脊柱带来压力。
- 患有退行性椎间盘疾病。
- 来自外界的大的冲击力。这会使腰椎关节受损。

预防指导

- 强化核心肌群力量，提升核心稳定性，激活并强化多裂肌、腹横肌力量。另外，也要强化腰背部和下肢大肌群的力量，进行针对竖脊肌、背阔肌、臀大肌、股四头肌、腘绳肌的力量训练。
- 避免久坐，适当采取站姿替代坐姿，同时确保足够的身体活动。

- 进行科学的姿势管理，日常工作、运动、休息时控制腰椎处于中立位。
- 学会正确的运动发力模式，避免腰椎产生不必要的代偿而承受过大压力。
- 注重腰部肌肉的休息。
- 进行本体感觉训练，提升平衡能力。
- 运动前进行充分的全身热身活动，预先激活核心肌群。

处理指导

急性期

- 立即停止运动。注意休息。
- 进行运动按摩。运动按摩能促进人体的血液循环和新陈代谢，对损伤部位康复有益。
- 采用抗炎治疗。可以用非甾体抗炎药。
- 进行神经肌肉治疗。

非急性期

- 进行矫正训练。在后期疼痛消失后，可针对下肢、腰部和骨盆区域进行力量及稳定性训练，同时进行胸椎灵活性训练，以逐步恢复训练水平，预防再次受伤。
- 病情比较严重的患者，需进行手术治疗。

康复中后期推荐训练计划

页码	动作名称	动作图片	训练频率	单次训练	要点提示
126	坐姿胸椎旋转训练		1次/天	20次×3组	坐位，躯干左右旋转
139	俯卧–挺身转体		1~2次/天	20次×3组	上身后伸约30度，左右转体至最大限度
140	俯卧–挺身		1~2次/天	20次×3组	上身后伸约30度

重返游泳运动

- 采用保守方法治疗的运动员，伤后6~8周可以重返游泳运动。但在此之前，应确保疼痛消退，且已经进行理疗、重返游泳运动的力量训练、加强核心的训练、柔韧性训练。
- 采用手术治疗的运动员，伤后3个月以内禁止重返游泳运动。

急性腰扭伤

急性腰扭伤是过度拉伸韧带或肌肉组织引起的相应损伤，其引起的疼痛是组织受力超出其可承受范围的结果。急性腰扭伤可能发生在所有体育运动中，包括接触类体育运动（如橄榄球、篮球）和非接触类体育运动（如游泳等）。

腰椎和胸椎部位包含多层韧带和肌肉，有时候难以确定具体是哪里受伤。急性腰扭伤是运动员下腰背疼痛的常见原因，而且常见于20~40岁的运动员。

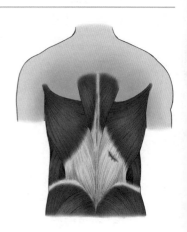

症状

疼痛 下腰背疼痛，疼痛偶尔放射到臀部。疼痛放射到臀部被称为"牵涉痛"，可能是神经刺激引起的。下腰背的小块区域内通常能感到压痛。某些动作会加剧疼痛，通常在坐下或躺下之后疼痛得到缓解。

功能影响 下背部僵硬，限制日常活动，无法保持正常姿势。

肿胀 损伤部位可能存在肿胀。　　　**其他** 活动或休息时下腰背僵硬和痉挛。

X光片检查 可用于检查是否有骨性结构的损伤。　　　**磁共振成像检查** 可用于确定是肌肉损伤还是韧带损伤。

诱因

- 过度拉伸韧带引起的韧带损伤。
- 过度拉伸导致肌纤维撕裂引起的肌肉损伤。
- 背部肌肉突然拉伸或收缩。
- 腹肌无力。
- 腰部和髋部肌肉过于紧张。
- 所举物体太重。
- 热身不充分。
- 发力技术不正确。

预防指导

- 拉伸躯干伸肌、髋屈肌、腹肌、腘绳肌等骨盆附近的肌肉。
- 强化下背部肌肉和腿部肌肉的力量，如竖脊肌、股四头肌等。
- 提升腰部肌肉的耐力和离心收缩能力。
- 优化躯干屈伸和旋转的发力模式，避免下背部肌肉、韧带受到过度拉伸。
- 运动前进行充分热身；运动中，集中注意力，减小受伤概率；运动后及时拉伸放松，也可以由治疗师进行各种技术的放松。
- 时常进行胸椎、腰椎、髋关节等的活动度练习。

处理指导

急性期

- 每日冰敷疼痛部位3次或4次。每次冰敷应该间隔进行。
- 如果运动员对特定药物没有过敏史或没有胃肠不适，可以使用非处方消炎药物和止痛药来减轻疼痛和不适。
- 一般情况下，要注意休息，避免参加加剧疼痛的活动，最好是卧床休息。

非急性期

- 如果疼痛在48小时内没有减轻，或者如果臀部区域感觉缺失、下肢无力或者肠道或膀胱失控，就要咨询医生。
- 一旦排除了严重损伤，就可以加入其他治疗方法，例如更有效的处方消炎药、肌肉松弛剂、整骨推拿、脊椎指压治疗和针灸，以加快恢复过程。
- 物理治疗的重点在于腿部和下腰背肌肉的拉伸训练，以恢复正常的腰椎曲度和加强腹部和腰部肌肉力量。
- 根据需要使用冰敷、电刺激和超声波治疗，以减轻疼痛和炎症。
- 加强核心肌肉力量和提升其柔韧性的训练可以进一步稳定脊柱，并且有助于预防再次受伤。

康复中后期推荐训练计划

页码	动作名称	动作图片	训练频率	单次训练	要点提示
138	动态拉伸－下背部		1~2次/天	10次×3组	屈膝屈髋，利用惯性滚动
124	猫式伸展训练		1次/天	10次×3组	跪姿屈膝90度，背部交替上拱、下压到最大限度
131	仰卧－交替摸脚跟		1~2次/天	10次×3组	仰卧位，屈膝90度，双手交替伸够触摸同侧脚跟

重返游泳运动

● 只要恢复了全范围动作而且在日常生活的简单活动中没有任何疼痛，运动员就可以参加游泳训练，在参与过程中以不疼痛为限度。通常在受伤3~6周后可以重返游泳运动。

颈部扭伤

颈部扭伤作为常见的体育运动损伤，多见于美式橄榄球中，如擒抱时导致脖子着地，或游泳运动中，经常活动颈部造成损伤或者劳损。在非体育运动中，这种损伤的常见原因是机动车辆追尾。

颈部扭伤或颈肌拉伤通常是颈部软组织损伤，急性外力导致颈部被猛地卡住、强行弯曲、伸展或扭转，以及颈部姿势不良导致颈部肌肉紧张。

症状

疼痛 常出现弥漫性颈部疼痛，从颅底到肩区（三角肌和斜方肌）部位均可能有痛感。患者通常会表述为在不同程度地活动脖子时感到颈部疼痛。

肿胀 疼痛肌肉痉挛、僵硬，可能伴有肿胀。

其他 颈部肌肉痉挛。

功能影响 颈部活动受限，通常是单侧肌肉痉挛；主动和被动运动受限，颈部肌肉僵硬，触摸发硬，脖子不能轻易转动；严重者颈部局部肌肉肿胀，有牵涉痛，运动受限，影响工作和睡眠。

诱因

- 游泳运动中经常活动颈部造成颈部肌肉慢性劳损。
- 急性外力。游泳加速过程中，不断活动颈部，造成颈部肌肉急性扭伤。
- 机动车辆追尾。非体育运动中，这种损伤的常见原因是机动车辆追尾。
- 落枕，颈部肌肉因受风痉挛等。

预防指导

- 拉伸颈部周围肌肉，如斜方肌、肩胛提肌和胸锁乳突肌等，避免长时间被动拉长导致的肌肉劳损。
- 强化颈部深层姿势控制肌群。
- 提升颈部肌肉柔韧性，扩大颈部关节活动度。
- 优化运动中颈部扭转动作模式，避免在没有控制的状态下强力屈曲或伸展颈部。掌握正确的擒抱技术可以减少颈部肌肉拉伤。
- 养成良好的日常工作、生活习惯，如改变久坐的生活方式、长时间伏案工作时注意颈部要尽量后伸、每工作一段时间后放松颈部。
- 睡觉避免使用高枕，枕头以一拳半高为宜。注意颈部保暖，防止颈部受风。

- 乘坐机动车不要低头玩手机或者睡觉，避免紧急刹车导致颈部急性肌肉扭伤。
- 运动尤其是高强度颈部运动前，注意热身和颈部拉伸，避免扭伤发生。不要在疲劳还未恢复的状态下进行高强度、高难度颈部运动。

处理指导

急性期

- 急性期应停止运动及训练，检查有无骨折和神经损伤，用颈部固定器固定，防止主、被动运动造成损伤加重。
- 若为单纯软组织损伤，可用颈托限制颈部活动，采用冷疗缓解疼痛，减少或停止运动。

非急性期

- 颈部扭伤大多数情况下都是自限性损伤，在几天之后症状就会自然消失。在适宜的情况下，使用镇痛药和消炎药物治疗疼痛，直到颈部恢复完整的、无疼痛活动范围。
- 理疗。例如按摩、热敷、电刺激和超声波治疗等，旨在减小受伤部位出现肌肉痉挛的概率，可能有助于恢复颈部的无疼痛活动范围和加强颈肌力量。
- 急性期过后，适度进行颈部拉伸训练、颈部活动度训练和周围肌群力量训练。

康复中后期推荐训练计划

页码	动作名称	动作图片	训练频率	单次训练	要点提示
146	四方向–颈屈伸		1次/天	10次×3组	颈部依次前屈、后伸、侧屈（左右）到最大限度
147	颈部旋转		1次/天	10次×3组	颈部旋转（左右）到最大限度
148	深层颈屈肌动态激活		1次/天	10次×3组	颈部水平后伸

续表

页码	动作名称	动作图片	训练频率	单次训练	要点提示
149	颈部后侧拉伸		1次/天	10秒×10次	颈侧屈30~45度
150	颈部－四方向－静推		1次/天	10次×3组	颈部保持中立位
151	颈部绕环		1次/天	10次×3组	颈部绕环到最大限度

重返游泳运动

● 一旦运动员感到舒适且无疼痛，应该能够全面恢复游泳运动。

慢性腰肌劳损

慢性腰肌劳损是腰部相关肌肉及其附着处的慢性劳损性损伤，局部慢性无菌性炎症的发生，造成腰部疼痛反复发作，运动后疼痛有不同程度加重的表现。

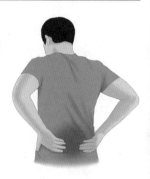

症状

表现　主要表现为反复发作的腰部慢性疼痛，运动或者劳累后症状会有不同程度加重，往往不伴有明显的器质性疾病。

诱因

● 腰部的急性扭伤未经过正规治疗，迁延不愈。

● 腰部长期负重过重，导致肌肉、筋膜、软组织等损伤。

● 长期的站立、久坐、不恰当的劳作及运动。

预防指导

● 腰部急性扭伤后应及时就医，避免病程转为慢性。

● 避免腰部处于不正当姿势，减轻腰部负重。

● 经常进行拉伸训练、腰部肌肉力量训练。

处理指导

● 改变一些错误的生活方式，不要久坐、久站。

● 必要时可以佩戴护具，给予腰部充足的支撑，减缓压力。

● 在医生指导下进行腰背肌肉的拉伸训练和力量训练，同时提升脊柱的灵活性。

● 也可以在医生指导下口服或外用一些非甾体抗炎药来缓解疼痛。

● 按摩或者针灸治疗，有助于缓解腰部肌肉疼痛。

康复中后期推荐训练计划

页码	动作名称	动作图片	训练频率	单次训练	要点提示
138	动态拉伸–下背部		1次/天	10次×3组	屈膝屈髋，利用惯性滚动
132	屈伸–下背部		1次/天	10次×3组	俯卧位，胸部上抬到最大限度
131	仰卧–交替摸脚跟		1~2次/天	10次×3组	仰卧位，屈膝90度，双手交替伸够触摸同侧脚跟
124	猫式伸展训练		1次/天	10次×3组	跪姿屈膝90度，背部交替上拱、下压到最大限度
126	坐姿胸椎旋转训练		1次/天	20次×3组	坐位，躯干左右旋转

重返游泳运动

● 休息1~2周，接受正规治疗后无明显疼痛症状，4~6周后腰背部功能恢复正常，可以重返游泳运动。

腰背部肌筋膜炎

　　腰背部肌筋膜炎是腰背部肌肉、筋膜组织的局部慢性无菌性炎症，炎性因子刺激疼痛感受器造成腰部疼痛反复发作，负重或腰椎活动度较大的运动后疼痛有不同程度加重的表现。

症状

表 现　主要表现为腰背部慢性疼痛，以钝痛为主，有时出现烧灼感，局部压痛，伴随软组织痉挛、僵硬，肌肉紧张，反复发作，负重或腰椎活动度较大的运动后疼痛加重。

诱因

- 腰部长期负重过重，导致肌肉、筋膜、软组织等慢性劳损。
- 长期的站立、久坐、不恰当的劳作及运动。
- 脊柱侧弯、腰椎间盘突出等。
- 局部炎症。游泳运动长期反复活动腰背部，造成局部炎症的发生。

预防指导

- 急性期应及时就医，避免病程转为慢性。
- 避免腰部处于不正当姿势，减轻腰部负重。
- 经常进行拉伸训练、腰部及腹部肌肉力量训练。

处理指导

急性期

- 休息，停止正常体育活动和训练。保护受伤组织，不做引起疼痛的动作。
- 损伤后48小时内冰敷。
- 外用局部抗炎药物。

非急性期

- 进行理疗，如超声波、超短波或冲击波治疗等。
- 进行腰背肌肉的拉伸与放松训练。

- 加强腰背及腹部肌肉力量，预防再次损伤。
- 长期不愈，可考虑局部痛点注射治疗。

康复中后期推荐训练计划

页码	动作名称	动作图片	训练频率	单次训练	要点提示
134	坐姿－背阔肌拉伸		1次/天	30秒×3组	坐位，脊柱侧屈到最大限度
136	拉伸－中背部		1次/天	10次×3组	站立位，两脚分开与肩同宽，躯干交替向两侧旋转
137	婴儿式		1次/天	30秒×3组	跪坐式，躯干屈曲，头部后移至膝盖前侧
138	动态拉伸－下背部		1次/天	10次×3组	屈膝屈髋，利用惯性滚动

重返游泳运动

- 通常需要休息2周，接受正规治疗后无明显疼痛症状，3~4周后腰背部功能恢复正常，活动后无明显不适感，可以重返游泳运动。

第4章

肩部损伤的预防与康复

- 肩部解剖学
- 肩部常见损伤

4

4.1 肩部解剖学

肌肉

肌肉介绍

胸大肌：起于锁骨内侧、胸骨体和胸骨柄前面、第一至第六肋软骨及腹直肌鞘，止于肱骨大结节嵴，有使肩关节屈曲、内收和内旋，以及肩胛骨下降的功能。

胸小肌*：起于第三至第五肋骨前面，止于肩胛骨喙突，有使肩胛骨下降、下回旋和前伸的功能。

三角肌：分为前束、中束和后束，其中前束起于锁骨外侧，中束起于肩峰，后束起于肩胛冈，三者均止于肱骨三角肌粗隆，有使肩关节屈曲、伸展、外展、内旋和外旋的功能。

前锯肌：起于第一至第九肋骨的外侧面，止于肩胛骨内侧缘和下角，有稳定肩胛骨和使肩胛骨前伸、上回旋的功能。

肱二头肌：分为长、短两头，其中长头起于肩胛骨盂上结节、短头起于肩胛骨喙突，共同止于桡骨粗隆，有使肩关节屈曲、肘关节屈曲和前臂外旋的功能。

前面观

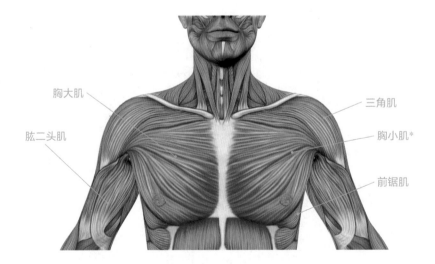

胸大肌

三角肌

肱二头肌

胸小肌*

前锯肌

肌肉介绍

肩胛提肌*：起于第一至第四颈椎横突，止于肩胛骨上角和内侧缘上部，有使肩胛骨上提和下回旋的功能。

背阔肌：起于第七到第十二胸椎和全部腰椎的棘突、骶正中嵴、髂嵴后三分之一和下位肋骨，止于肱骨小结节嵴，有使肩关节内收、伸展、内旋和肩胛骨下降的功能。

斜方肌：起于枕骨上项线内三分之一、枕外隆凸、项韧带、第七颈椎棘突、所有胸椎的棘突和棘上韧带，止于锁骨外三分之一后缘、肩峰内侧、肩胛冈上缘，有使肩胛骨上提、下降、上回旋和后缩的功能。

菱形肌*：起于第六至第七颈椎和第一至第四胸椎棘突，止于肩胛骨内侧缘，有使肩胛骨后缩、上提和下回旋的功能。

冈上肌*：起于冈上窝，止于肱骨大结节上部，有稳定盂肱关节和使肩关节外展的功能。

冈下肌：起于冈下窝，止于肱骨大结节中部，有稳定盂肱关节和使肩关节外旋的功能。

小圆肌：起于肩胛骨外侧缘后面，止于肱骨大结节下部，有稳定盂肱关节和使肩关节外旋、内收的功能。

肱三头肌长头：起于肩胛骨盂下结节，止于尺骨鹰嘴，有使肩关节伸展和肘关节伸展的功能。

大圆肌：起于肩胛骨下角背面，止于肱骨小结节嵴，有使肩关节内收、伸展和内旋的功能。

后面观

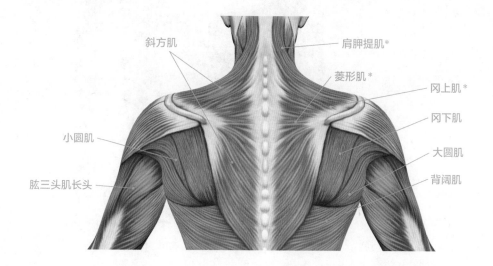

骨骼和韧带

骨骼

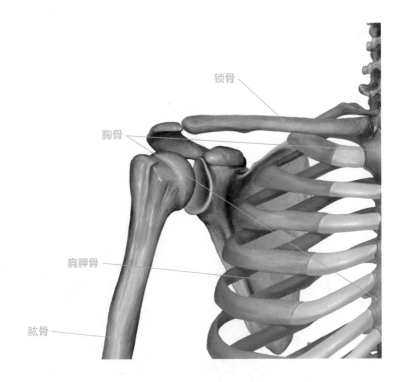

锁骨

胸骨

肩胛骨

肱骨

韧带介绍

喙肩韧带：连接喙突与肩峰，可加固肩关节，防止肱骨头上移。

喙肱韧带：连接喙突与肱骨大结节，可加固肩关节上部，防止过度外旋、屈曲和伸展，防止肱骨头上移。

肱横韧带：横架于结节间沟上方，连接肱骨大结节与小结节，并与结节间沟围成管状结构（肱二头肌长头腱从中穿过并受到约束）。

喙锁韧带：连接喙突与锁骨，分为前外侧的斜方韧带和后内侧的锥状韧带两部分，可稳定肩锁关节，防止脱位。

肩胛上横韧带：横架于肩胛切迹上方，连接肩胛骨背侧面上缘和喙突基底部，可分开肩胛上动脉和肩胛上神经。

盂肱韧带：位于关节囊前壁的深层，从关节盂的前上部，斜向外下方延伸至肱骨小结节，分为上、中、下三束，可加固关节前部。

胸锁前、后韧带：连接锁骨的胸骨端与胸骨柄，可稳定胸锁关节；胸锁后韧带较胸锁前韧带更为发达。

肋锁韧带：连接第一肋软骨与锁骨，可防止除下降外的锁骨极限运动，是胸锁关节周围最强壮的韧带。

肩锁韧带：连接肩峰与锁骨，可稳定肩锁关节，防止脱位。

锁间韧带：连接左右两侧锁骨的胸骨端。

韧带

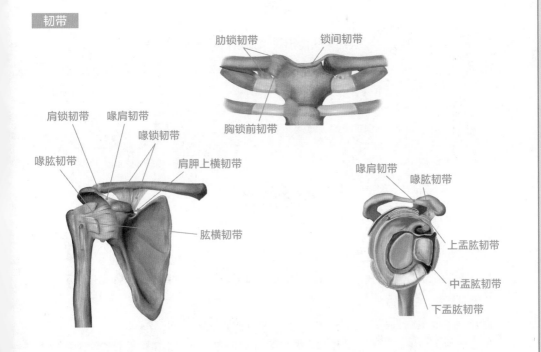

4.2 肩部常见损伤

肩关节盂唇撕裂

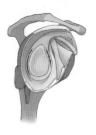

　　肩关节盂唇是肩关节盂周围附着的软骨盘组织，是维持肩关节稳定性的重要组成部分。肩关节盂唇撕裂，多为肩关节脱位和半脱位时，盂唇伴随发生撕裂的现象。

症状

疼痛 主要表现为肩部疼痛。肩膀较深部位会有痛感，且痛感边界模糊。有跳动性钝痛，或卡顿痛。手臂过肩时可能出现痛感加剧。

关节活动度 肩关节活动受限。　　　　**磁共振成像检查** 可用于明确诊断。

其他 受伤一侧上肢无力，同时可能出现别卡感、绞锁、弹响等现象。

诱因

- 肩关节脱位或半脱位。肱骨骨头滑出关节盂唇时，易造成盂唇撕裂。
- 肩部受到外力拉伸伤害。
- 游泳时手臂过肩动作过多。
- 肱二头肌损伤。
- 撞击跌倒等急性损伤。

预防指导

- 拉伸肱二头肌、肱三头肌，牵伸胸大肌和胸小肌等肩关节前部肌肉，防止制动及疼痛受限导致关节活动范围缩小。
- 强化肩袖肌群以及三角肌和上臂肌群肌力训练，加强肩胛骨周围肌肉的稳定性和控制性训练。
- 提升肩关节灵活性和稳定性，提升肩锁关节和胸锁关节的稳定性。
- 优化上肢用力模式，上肢动作产生前优先激活核心控制，避免颈部肌肉活动代偿上肢用力。
- 若运动装备中配备有护肩，应穿戴适合自己的护肩。

处理指导

急性期

- 损伤后24小时内，根据PRICE原则，做出正确、及时的处理。
- 进行抗炎治疗。
- 若有肩关节脱位或半脱位，需要进行肩关节复位，以及肩部固定。

非急性期

- 若保守治疗效果甚微，需要考虑手术治疗。
- 如果有肩关节脱位，肩关节复位后，手臂和肩部需固定3~4周，促进关节愈合。如果患者年龄较大，如40岁以上，为防止长时间固定而出现肩关节粘连，则固定时间缩短为1~2周。
- 让关节适当活动，提升其灵活性，恢复其活动范围。
- 力量训练。加强肩关节周围肌肉力量训练，尤其是肩袖肌群。

康复中后期推荐训练计划

页码	动作名称	动作图片	训练频率	单次训练	要点提示
116	瑞士球-跪姿-背阔肌拉伸		1~2次/天	30秒×3组	跪姿，屈髋后坐至最大限度
153	肩部画圈		1~2次/天	10次×3组	肩关节环转
122	俯卧-W字		1~2次/天	10次×3组	俯卧，肩关节外展45度，肘关节屈曲90度，双臂竖直上抬至最大限度

续表

页码	动作名称	动作图片	训练频率	单次训练	要点提示
121	俯卧-Y字		1~2次/天	10次×3组	俯卧位，肩关节外展150度
133	肱二头肌拉伸		1次/天	30秒×3组	站立位，肩关节外展90度，并后伸至最大限度
110	被动拉伸 – 手掌翻伸扭转		1次/天	30秒×3组	肩关节外展90度并后伸，屈膝下蹲拉伸

重返游泳运动

● 肩部无痛，肩部力量恢复，可进行全范围活动。

● 即使重返游泳运动，也要采取避免肩部发生疼痛和损伤的运动方式。如损伤是因为手部过顶动作太多，要尽量避免手臂过顶动作。

肩袖损伤

肩袖损伤常见于肩袖肌腱炎患者，肩袖是包裹在肱骨头周围的肌腱复合体，也称"旋转袖"。在手臂过顶动作较多的运动中，如游泳、冲浪、排球等运动，易发生肩袖损伤，出现肩袖肌腱炎和撕裂等情况。肩袖急性损伤多见于肩部受到直接的撞击情况，如摔倒肩部着地；肩部被巨大外力打击，也容易发生肩袖撕裂的现象。甚至，当跌倒时手外展着地或手持重物肩关节突然外展上举也可能引起肩袖损伤。

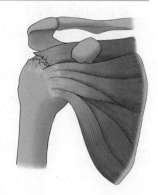

肩袖损伤中大多为冈上肌腱损伤或断裂。上肢过顶项目运动范围较大，对肌肉进行反复超常范围牵引则可能造成慢性损伤。此类超常范围运动会使肌腱与骨及韧带不断摩擦，或肌肉反复拉伸，使肌腱、滑囊发生微细损伤或劳损，从而导致肩袖损伤。

症状

疼 痛　肩部前面或侧面有痛感。手臂在伸展或过顶时，痛感加剧。可能出现撕裂般疼痛，肩上举反弓痛、外展痛、外旋痛、抗阻痛、局部压痛等。而肩关节外展60~120度疼痛加重是肩袖损伤的特征性症状之一。

X光片检查　晚期可见肱骨大结节有骨质硬化、囊性变或肌腱钙化。

功能影响　如果发生肩袖撕裂，可能有肩部无力症状，甚至受损手臂无法侧举。

关节活动度　关节活动受限。

磁共振成像检查或增强检查　可用于明确肌腱损伤程度，关节镜检查为金标准，肌骨超声检查可有动态成像且方便进行双侧对比。

诱因

- 手臂过顶动作多。
- 肩部肌肉僵硬，且力量较弱。
- 强大外力。
- 年龄增加，肩袖功能退化。
- 缺乏营养。肩袖血液循环受阻，造成营养不良，或发生慢性退化。
- 复发性肩袖肌腱炎或滑囊炎病史。如果发生肩袖撕裂，有可能患有复发性肩袖肌腱炎，或有过滑囊炎病史。
- 肩关节缺乏稳定性。

预防指导

- 拉伸胸大肌和胸小肌等肩关节前部肌肉，防止制动及疼痛受限导致关节活动范围缩小。
- 强化肩袖肌群以及三角肌和上臂肌群肌力训练，加强肩胛骨周围肌肉的稳定性和控制性训练。
- 提升肩关节灵活性和稳定性，提升肩锁关节和胸锁关节的稳定性。
- 优化上肢用力模式，上肢动作产生前优先激活核心控制，避免颈部肌肉活动代偿上肢用力。
- 若运动装备中配备有护肩，应穿戴适合自己的护肩。

处理指导

急性期

- 立刻休息。
- 进行抗炎治疗。
- 伤侧手臂尽量避免过肩动作。
- 如果撕裂程度较深，需采用手术手段进行治疗。

非急性期

- 如果保守治疗手段作用甚微，有必要进行手术，修复肩袖。
- 肩部没有痛感后，可适当活动肩部，使肩部逐渐恢复活动范围。
- 矫正训练。针对上身肌肉平衡性，进行矫正训练。
- 力量训练。训练顺序为肌肉的等长收缩训练、向心收缩训练、离心收缩训练。加强肩关节周围肌肉（尤其是肩袖肌群）的力量训练；加强脊柱周围可辅助肩关节活动的肌肉的力量训练（如反向卷腹、仰卧起坐和躯干的扭转动作等动作）。

康复中后期推荐训练计划

页码	动作名称	动作图片	训练频率	单次训练	要点提示
152	站姿－肩部激活		1次/天	10次×3组	站立位，肩关节依次前屈、外展、外旋90度

续表

页码	动作名称	动作图片	训练频率	单次训练	要点提示
120	站姿–W字变Y字		1次/天	10次×3组	站立位，双臂伸直，肩关节外展150度
153	肩部画圈		1~2次/天	10次×3组	肩关节环转
122	俯卧–W字		1~2次/天	10次×3组	俯卧位，肩关节外展45度，肘关节屈曲90度，双臂竖直上抬至最大限度
121	俯卧–Y字		1~2次/天	10次×3组	俯卧位，肩关节外展150度，双臂竖直上抬至最大限度

重返游泳运动

- 肩部完全无痛，肩部力量恢复，可进行全范围活动。
- 重返游泳运动后，采取避免肩部发生疼痛和损伤的运动方式。例如损伤是手部过顶动作太多引起，可尽量避免手臂过顶动作。

肩峰下撞击综合征

肩峰下撞击综合征，是指在手臂反复过顶或投掷等动作中，肩袖与滑囊在肩峰下方会被碰撞或挤压，从而产生肩关节功能受限并伴随疼痛的现象。在手臂过顶动作较多的运动中，如游泳、冲浪、排球、网球等运动，易发生肩峰下撞击综合征。

解剖学异常，包括肩峰外缘及大结节的硬化、增生、骨赘形成和间隙狭窄，以及或韧带增厚等，容易引发肩峰下撞击综合征。若有先天性钩状肩峰，肩峰下撞击综合征更容易发生，并且在这种情况下，肩关节不稳会进一步增大撞击概率和加重撞击程度。

症状

疼痛 肩部前方或侧面有痛感，甚至会放射至上臂。手臂在伸展或过顶时，痛感加剧。夜间疼痛会影响睡眠。

功能影响 损伤肩部活动范围受限，相关肌肉无力，不能支持手臂抬起或后举。

X光片检查 可利用X光片检查了解肩峰的形状，确定是否存在Ⅱ、Ⅲ型肩峰。

关节镜检查 直接观察到肩峰下表面由于撞击产生的纤维磨损或周围软组织撕裂。

撞击诱发试验 Neer撞击征阳性，肩峰下注射局部麻醉药后内旋并前屈肩关节，疼痛消失或减轻。Hawkins撞击征阳性。

诱因

- 手臂过顶动作多。
- 先天性原因。有些人天生肩峰弯曲或呈钩状，肩峰下空间狭小，手臂上举时易碰撞或挤压肩袖或滑囊。
- 肩袖或滑囊有炎症。肩袖的过度使用，易造成肩袖炎或滑囊炎，带有炎症的这些结构在通过肩峰下时，易被撞击和挤压。
- 肩关节缺乏稳定性。手臂过顶时，肩关节缺乏稳定性，肱骨头有可能滑出关节窝，造成对肩袖的挤压。
- 肩峰、大结节硬化、增生、有骨赘，造成肩峰下空间狭小。

预防指导

● 拉伸胸大肌和胸小肌等肩关节前部肌肉，防止制动及疼痛受限导致关节活动范围缩小。

● 强化肩袖肌群以及三角肌和上臂肌群肌力训练，加强肩胛骨周围肌肉的稳定性训练。

● 提升肩关节灵活性和稳定性，提升肩锁关节和胸锁关节的稳定性。

● 优化上肢用力模式，上肢动作产生前优先激活核心控制，避免颈部肌肉活动代偿上肢用力。

● 正确穿戴适合自己的护肩。

处理指导

急性期

● 立刻休息。

● 进行抗炎治疗，在医生的指导下外用或者口服非甾体抗炎药。

● 冰敷以减少疼痛。

非急性期

● 按摩。按摩能促进人体的血液循环和新陈代谢，对损伤部位康复有益。

● 肩部没有痛感后，可适当活动肩部，使肩部逐渐恢复活动范围。

● 矫正训练。针对上身肌肉平衡性，进行矫正训练。

● 力量训练。训练顺序为肌肉的等长收缩训练、向心收缩训练、离心收缩训练。加强肩关节周围肌肉（尤其是肩袖肌群）的力量训练；加强脊柱周围可辅助肩关节活动的肌肉的力量训练（如反向卷腹、仰卧起坐和躯干的扭转动作等动作）。

● 对于有骨刺的患者，需用手术治疗磨掉骨刺。

● 手术治疗。原发性肩峰下撞击综合征保守治疗无效，可采用手术治疗，手术治疗方法通常是肩峰下减压和肩峰形成术。

● 肩胛骨稳定性训练。继发性肩峰下撞击综合征，根据患者情况，选择肩胛骨稳定性训练、肩袖肌群力量训练等。

康复中后期推荐训练计划

页码	动作名称	动作图片	训练频率	单次训练	要点提示
152	站姿 – 肩部激活		1次/天	10次 ×3组	站立位，肩关节依次前屈、外展、外旋90度
122	俯卧 –W 字		1~2次/天	10次 ×3组	俯卧位，肩关节外展45度，肘关节屈曲90度，双臂竖直上抬至最大限度
121	俯卧 –Y 字		1~2次/天	10次 ×3组	俯卧位，肩关节外展150度，双臂竖直上抬至最大限度

重返游泳运动

● 肩部完全无痛，肩部力量恢复，可进行全范围活动。

● 重返游泳运动后，采取避免肩部发生疼痛和损伤的运动方式。

肩关节脱位

　　肩关节脱位，是指手臂在前屈或者外展时受到外力，身体还处于持续前进中，而手臂却被迫停止，在肩关节部位形成大的冲击力，从而造成肱骨头脱出肩胛盂的现象。肩关节脱位常出现在手臂投掷动作或过顶动作较多的运动中，如排球、游泳等运动。间接暴力，例如跌倒时上肢外展、外旋着地，外力沿肱骨纵轴向上，肱骨头自肩胛下肌和大圆肌之间薄弱部撕脱关节囊，向前下脱出，而形成前脱位。

　　肩关节受到由前向后的暴力作用，或者肩关节内收、内旋位跌倒时手部着地引起后脱位，较少见。

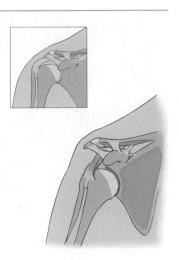

症状

疼痛 脱位发生时，肩部会迅速产生痛感。

功能影响 发生关节脱位的手臂会丧失运动功能，无法移动。

超声检查或磁共振成像检查 可用于确定有无臂丛神经损伤或腋动脉损伤，若患侧上肢无动脉搏动应特别关注。

外观 肩部会有肩峰突出、下方皮肤凹陷的畸形，即典型的方肩畸形。

X光片检查 由于肩关节脱位时会有大约1/3概率出现骨折现象，需要用X光片检查确认。

诱因

● 高速运动，发生碰撞摔倒。

● 手臂伸展或高抬时，肩部被外力碰撞。

● 间接暴力，如跌倒时上肢外展、外旋，手掌或肘部着地。

预防指导

● 拉伸胸大肌和胸小肌等肩关节前部肌肉，防止制动及疼痛受限导致关节活动范围缩小。

● 强化肩袖肌群、三角肌和上臂肌群肌力训练，加强肩胛骨周围肌肉的稳定性训练。

● 提升肩关节灵活性和稳定性，提升肩锁关节和胸锁关节的稳定性。

● 优化上肢用力模式，上肢动作产生前优先激活核心控制，避免颈部肌肉活动代偿上肢用力。针对对抗类运动项目训练摔倒技巧，防止上肢强力撑地而导致的上肢损伤。

● 穿戴适合自己的护肩。

处理指导

急性期

● 肩关节复位。由有经验的医生进行复位。最好有镇痛和镇静措施，镇痛和镇静措施可以使肩关节周围肌肉松弛，便于复位。

● 如果无法进行现场复位，可将患者手臂和肩部固定，用X光片检查诊断后，再进行复位。

● 如果脱位手臂无脉搏，需尽快到医院急诊治疗。

非急性期

● 肩关节复位后，手臂和肩部需固定3~4周，促进关节愈合。如果患者年龄较大，如40岁以上，为防止长时间固定而出现粘连性关节囊炎或关节僵硬，则固定时间缩短为1~2周。

● 让关节适当活动，提升其灵活性，恢复其关节活动范围。

● 力量训练。加强肩关节周围肌肉（尤其是肩袖肌群）的力量训练；加强脊柱周围可辅助肩关节活动的肌肉的力量训练（如反向卷腹、仰卧起坐和躯干的扭转动作等动作）。

康复中后期推荐训练计划

页码	动作名称	动作图片	训练频率	单次训练	要点提示
152	站姿－肩部激活		1次/天	10次×3组	站立位，肩关节依次前屈、外展、外旋90度
120	站姿－W字变Y字		1次/天	10次×3组	站立位，双臂伸直，肩关节外展150度

续表

页码	动作名称	动作图片	训练频率	单次训练	要点提示
116	瑞士球–跪姿–背阔肌拉伸		1~2次/天	30秒×3组	跪姿，屈髋后坐至最大限度
153	肩部画圈		1~2次/天	10次×3组	肩关节环转
122	俯卧–W字		1~2次/天	10次×3组	俯卧位，肩关节外展45度，肘关节屈曲90度，双臂竖直上抬至最大限度
121	俯卧–Y字		1~2次/天	10次×3组	俯卧位，肩关节外展150度，双臂竖直上抬至最大限度

重返游泳运动

- 肩部肌肉完全无痛，肩部力量恢复，可进行全范围活动。
- 重返游泳运动，也要穿戴护肩，预防肩关节再次脱位。

肱二头肌肌腱炎

肱二头肌肌腱炎，是肱二头肌长头腱发生炎症的症状，这与手臂的动作模式有关。在手臂重复性的过顶动作中，肱二头肌肌腱或许经常被夹挤和过度使用，从而造成发炎现象。在投掷、击球动作较多的运动中，如游泳、冲浪、棒球、垒球、水球、排球等运动，易发生肱二头肌肌腱炎。

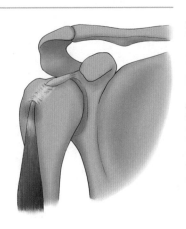

症状

疼痛 前肩有痛感，且逐渐加强，放射至肱二头肌。手臂在过顶或伸直向后展时，痛感加剧。夜间疼痛会影响睡眠。肱二头肌负重时也会有痛感。

功能影响 中度或重度肌腱炎，会影响上臂屈肘上抬的能力。

肿胀 有肿胀现象。

X光片检查 一般无异常表现。

磁共振成像检查 显示肱二头肌肌腱周围有积液。

诱因

● 手臂过顶动作多，造成肱二头肌肌腱的挤压和过度使用。

● 运动技术不当，手臂屈曲时压力过大。

● 肱二头肌力量弱，缺乏灵活性。

预防指导

● 拉伸肱三头肌、肱二头肌、肩关节周围肌肉。

● 强化肱二头肌、肩关节周围肌肉、核心肌群力量。

● 强化上肢肌肉力量。

● 优化肘关节屈曲动作。

● 必要时进行休息，避免过度疲劳；使用正确的运动动作；避免大负荷运动。

处理指导

急性期

- 休息，停止正常游泳活动和训练。保护受伤组织，不做引起疼痛的动作。
- 损伤后48小时内冰敷。
- 外用局部抗炎药物。

非急性期

- 进行理疗，如超声波、超短波或冲击波治疗等。
- 进行肱二头肌拉伸与放松。
- 加强肱二头肌力量，预防再次损伤。
- 长期不愈，可考虑局部糖皮质激素或富血小板血浆注射治疗。
- 若以上治疗均无效，考虑手术治疗。

康复中后期推荐训练计划

页码	动作名称	动作图片	训练频率	单次训练	要点提示
133	肱二头肌拉伸		1次/天	30秒×3组	站立位，肩关节外展90度，并后伸至最大限度
110	被动拉伸－手掌翻伸扭转		1次/天	30秒×3组	肩关节外展90度并后伸，屈膝下蹲拉伸

重返游泳运动

- 肩部肌肉完全无痛，肩部力量恢复，可进行全范围活动，经医生检查确认后方可重返游泳运动。
- 重返游泳运动后，要采取避免肩部发生疼痛和损伤的运动方式。如损伤是手部过顶动作太多引起，可尽量避免手臂过顶动作。

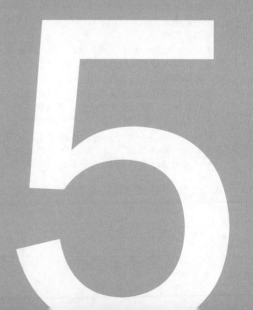

第5章

膝部损伤的
预防与康复

- 膝部解剖学
- 膝部常见损伤

5

5.1 膝部解剖学

膝关节由胫股关节（由胫骨近端与股骨远端构成）和髌股关节（由髌骨与股骨远端构成）组成，主要运动为矢状面上的屈曲与伸展、水平面上的内旋与外旋。

肌肉

前面观

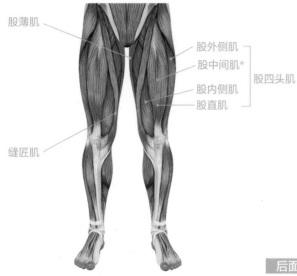

股薄肌

股外侧肌
股中间肌*
股内侧肌
股直肌

股四头肌

缝匠肌

肌肉介绍

股直肌：起于髂前下棘，止于胫骨粗隆，具有使膝关节伸展和髋关节屈曲的功能。

股内侧肌：起于股骨粗线内侧唇，止于胫骨粗隆，具有使膝关节伸展的功能。

股外侧肌：起于股骨粗线外侧唇，止于胫骨粗隆，具有使膝关节伸展的功能。

股中间肌*：起于股骨体前面，止于胫骨粗隆，具有使膝关节伸展的功能。

股薄肌：起于耻骨下支，止于胫骨近端内侧，具有使膝关节屈曲和内旋、髋关节屈曲和内收的功能。

缝匠肌：起于髂前上棘，止于胫骨近端内侧，具有使膝关节屈曲和内旋，以及髋关节屈曲、外旋和外展的功能。

后面观

肌肉介绍

半腱肌：起于坐骨结节，止于胫骨近端内侧，具有使膝关节屈曲和内旋、髋关节伸展、骨盆后倾的功能。

半膜肌：起于坐骨结节，止于胫骨内侧髁后面，具有使膝关节屈曲和内旋、髋关节伸展、骨盆后倾的功能。

股二头肌：长头起于坐骨结节，短头起于股骨粗线外侧唇，整体止于腓骨头，具有使膝关节屈曲和外旋、髋关节伸展、骨盆后倾的功能。

腓肠肌：内侧头起于股骨内上髁后面，外侧头起于股骨外上髁后面，远端通过跟腱附着于跟骨结节，具有使膝关节屈曲、踝关节跖屈的功能。

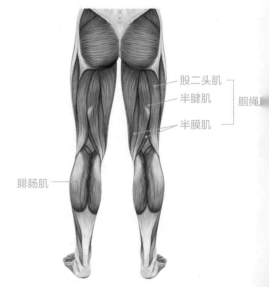

股二头肌
半腱肌
半膜肌

腘绳

腓肠肌

注：*指深层肌肉，全书余同。

骨骼和韧带

前面观

股骨
前交叉韧带
外侧副韧带
外侧半月板

后交叉韧带
内侧半月板
内侧副韧带

腓骨
胫骨

后面观

股骨
后交叉韧带
前交叉韧带
外侧副韧带
外侧半月板

内侧半月板
内侧副韧带

胫骨
腓骨

骨骼和韧带介绍

股骨：人体最长的骨，由近端、股骨体和远端构成，也被称为大腿骨。

胫骨：与腓骨构成小腿，是人体第二长的骨。

腓骨：与胫骨构成小腿，呈三棱柱状，是人体最细的长骨。

半月板：新月形的纤维软骨盘，分内、外侧且二者分别位于胫骨内侧髁、外侧髁的顶部，可减小关节面的摩擦力和压力，并通过改善膝关节的吻合度来提升其稳定性。

前交叉韧带：起于股骨外侧髁内侧，止于胫骨髁间隆起的前侧，可稳定膝关节，防止胫骨过度前移、股骨过度后移，防止膝关节过度伸展、外翻、内翻和在水平面上过度旋转，也被称为前十字韧带。

后交叉韧带：起于股骨内侧髁外侧，止于胫骨髁间隆起的后侧，可稳定膝关节，防止胫骨过度后移、股骨过度前移，防止膝关节过度屈曲、外翻、内翻和在水平面上过度旋转，也被称为后十字韧带。

内侧副韧带：起于股骨内上髁，止于胫骨内侧髁，可稳定膝关节，防止膝关节外翻、过度伸展，也被称为胫侧副韧带。

外侧副韧带：起于股骨外上髁，止于腓骨头，可稳定膝关节，防止膝关节内翻、过度伸展，也被称为腓侧副韧带。

★ 髌骨：包绕于股四头肌肌腱中的籽骨，活动度大，异常滑动或半脱位的风险高，也被称为膝盖骨。

★ 髌韧带：位于膝关节囊前面，从髌骨的下缘向下止于胫骨粗隆，可以帮助伸膝及稳定膝关节。

5.2 膝部常见损伤

膝前痛

膝前痛为膝关节前方疼痛病症的总称，多数情况与髌股关节病变相关，包括关节炎和软骨损伤等。膝关节外病变，如髌腱炎、胫骨结节骨骺炎也可表现为膝关节前方疼痛，但疼痛位置不同，需要鉴别。

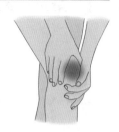

症状

疼痛 跑步、跳跃、上下楼或久坐时，感到轻度至重度的疼痛。髌骨后方感到轻度至重度的疼痛。髌骨下方有轻度至重度的压痛。

功能影响 在跳跃、举重和跑步时，无法伸直膝关节，或伸直膝关节能力下降。

肿胀 膝关节前方疼痛处可能存在肿胀。　　**其他** 髌骨下方有摩擦感。

X光片检查 可能观察到关节退行性改变、骨刺、股骨滑车形态异常。　　**磁共振成像检查** 可能有髌股关节软骨损伤，也可能完全正常。

诱因

- 髌骨顶部受到的压力过大。
- 髌骨在股骨槽中的轨迹发生偏离。
- 髌骨脱位和半脱位反复发生。
- 股四头肌和臀肌（臀部）无力或股四头肌、腘绳肌和小腿肌肉紧张。
- 过度运动。
- 体重过重。
- 存在膝关节损伤史。
- 膝骨关节炎。
- 使用不恰当的运动装备或器材。
- 游泳泳姿、技术不标准。
- 泳池场地不适合。

预防指导

- 拉伸膝关节和相邻关节处的肌肉，如股四头肌、阔筋膜张肌、臀大肌、小腿三头肌等。
- 强化膝关节和相邻关节处肌肉的力量，如臀中肌、腘绳肌、股四头肌、臀大肌等。
- 提升膝部肌肉的耐力和离心收缩能力。
- 优化髋关节、膝关节和踝关节协同发力模式，避免膝关节过度受力。
- 日常生活中注意膝关节的休息放松，避免过度劳累，注意保暖；运动前进行充分热身；运动中，注意保护膝关节，合理使用护具，减小受伤概率；运动后及时拉伸放松，也可以由治疗师进行各种技术的放松。

处理指导

急性期

轻度

- 停止当前让患处感到疼痛的运动。
- 冰敷。
- 如果运动员的体征或者症状恶化（尤其是在日常训练中，伤病反复发作），或者症状几天内未消退，请到医院进行诊断、治疗。

中度至重度

- 立即停止一切运动。
- 如果运动员出现伤病，应首先监测伤病情况，并稳定运动员的情绪；运动员发生休克时应采取及时的治疗，然后将运动员送至应急医疗救援处治疗。
- 冰敷受伤的部位。

非急性期

- 按摩。
- 髌骨松动术。
- 非甾体抗炎药。
- 合并足弓异常的患者使用矫形鞋垫也可能对膝关节疼痛起到缓解作用。
- 拉伸练习，尤其是针对股四头肌、腘绳肌、阔筋膜张肌等的拉伸练习。

- 强化肌力，尤其是强化股四头肌和臀中肌的力量。
- 闭链练习，例如靠墙静蹲等，强化膝关节附近肌肉。
- 下肢力线纠正。

康复中后期推荐训练计划

页码	动作名称	动作图片	训练频率	单次训练	要点提示
162	搭档–仰卧–腘绳肌拉伸		1~2次/天	30秒×3组	仰卧位，膝关节完全伸直
165	搭档–俯卧–腘绳肌被动练习		1~2次/天	20次×3组	俯卧位，拉伸侧屈膝90度
157	站姿–大腿前侧拉伸		1~2次/天	30秒×3组	站立位，拉伸侧屈膝到最大限度
161	侧卧–股四头肌拉伸		1~2次/天	30秒×3组	侧卧位，拉伸侧屈膝到最大限度
164	俯卧扭转–股四头肌拉伸		1次/天	30秒×3组	拉伸侧屈膝90度，髋关节外旋

重返游泳运动

- 经医生检查并批准，膝盖不再疼痛，膝部活动范围不受影响，股四头肌重新具有力量，同时股四头肌、腘绳肌、小腿肌肉恢复柔韧性后，可重返游泳运动。

内侧副韧带损伤

　　内侧副韧带损伤指膝关节内侧副韧带的部分或完全撕裂。内侧副韧带是膝关节内侧的稳定结构，膝关节受到强大的外翻应力的时候可能出现损伤，损伤后会出现外翻不稳。内侧副韧带损伤可能合并前交叉韧带损伤和半月板损伤，常发生于肢体接触较多的运动中，如橄榄球运动，以及转身、扭动较多的运动中，如游泳、足球、篮球等运动。

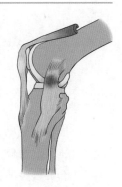

症状

疼 痛　膝关节内侧疼痛。

关节活动度　疼痛损伤刺激导致关节活动受限。

磁共振成像检查　可用于直接观察内侧副韧带的损伤情况。

肿 胀　膝关节内侧肿胀，合并前交叉韧带损伤或半月板损伤时，会出现整个膝关节肿胀。

诱因

- 在运动中进行变向或转体时，膝部在扭转的过程中，内侧副韧带受到较大拉伸。这种诱因较为常见。在大腿与小腿不同步扭转时，如小腿与足部处于静止状态，而躯干与大腿发生扭转，这就造成了膝部扭转，内侧副韧带受到强力牵拉。

- 下肢过度劳累。在疲劳状态下，胫骨外旋、股骨内旋造成下脚塌陷，内侧副韧带因受到牵拉力，伸展度加大，损伤风险也提升。

- 核心稳定性不足。核心缺乏稳定性，提升内侧副韧带受伤风险。

- 膝部外侧受到强力撞击。来自膝部外侧的撞击力，给内侧副韧带带来大的冲击力。

预防指导

- 拉伸腘绳肌、股四头肌。

- 强化臀中肌、股四头肌、腘绳肌力量。

- 提升平衡能力、本体感觉、抗冲击能力。

- 优化倒地缓冲动作。

- 运动前热身、运动时佩戴护具。

处理指导

急性期

- 根据 RICE 原则进行治疗，减轻疼痛和肿胀。
- 及时就医，尽早固定伤处，根据损伤情况，固定工具包括石膏和膝关节支具等。

非急性期

- 多数内侧副韧带损伤可以通过保守治疗逐步恢复。保守治疗包括膝关节石膏或支具固定、拉伸训练、关节活动度训练和力量训练等康复治疗。
- 合并膝关节其他韧带损伤时，需要手术治疗。

康复中后期推荐训练计划

页码	动作名称	动作图片	训练频率	单次训练	要点提示
155	坐姿－腘绳肌拉伸		1次/天	30秒×3组	拉伸侧膝关节完全伸直
157	站姿－大腿前侧拉伸		1次/天	30秒×3组	站立位，拉伸侧屈膝到最大限度
164	俯卧扭转－股四头肌拉伸		1次/天	30秒×3组	拉伸侧屈膝90度，髋关节外旋
159	窄距－半蹲		1次/天	10次×3组	双脚开立小于肩宽，屈膝半蹲
114	迷你带－半蹲－侧向走		1次/天	10次×3组	屈膝半蹲，躯干略前倾

重返游泳运动

- 不同损伤程度，重返游泳运动时间不同。短则3到4周，长则半年。
- 对于损伤严重且有高功能需求的运动员，在重返游泳运动之前，需要到医院复查，经医生系统评估后方可重返游泳运动。

髌腱炎

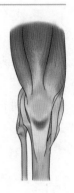

　　髌腱是连接胫骨与髌骨的肌腱。髌腱炎又叫"跳跃者膝"，是发生在髌腱上的轻微损伤或胶原蛋白退化变性。该损伤常发生在跳跃和转向较多的运动中，例如足球、篮球、田径、游泳等运动。

症状

疼痛 有压痛、伸膝痛，髌骨底部和胫骨顶端有尖锐刺痛。病情严重时，上下楼梯也会有痛感。

肿胀 有可能出现肌腱不同程度的增生、肥大。 **磁共振成像检查** 可以看到髌腱末端的高信号。

诱因

● 下肢肌肉，尤其是臀部肌群与大腿肌群，如果使用过多，经常处于疲劳状态，会引起髋关节、膝关节稳定性降低，造成股骨内旋和膝关节外翻，导致双下肢长度不一致，并且形成肌肉的不平衡状态，给关节带来压力，尤其是膝关节。再加上过度劳累的股四头肌和腘绳肌处于紧张状态，会将压力转嫁给髌腱，导致髌腱的磨损。

● 核心稳定性不足。核心是身体的中心，是运动链的中枢部分，可以有效传递力量，为运动提供稳定的平台。下背部、髋部的稳定有力，核心本体感觉功能的完整性，都是确保下肢顺利进行运动的重要因素。核心稳定性不足会使下肢活动受影响，加大膝关节的压力，长期如此易导致髌腱炎。

● 髌腱的过度使用。髌腱向下连接胫骨，向上连接髌骨，以及再往上的股四头肌。如果跳跃动作太多，髌骨承受压力过大，易造成髌腱损伤。

● 股四头肌的柔韧性差，腘绳肌过度紧张。这样也会将压力转嫁给髌腱。

● 训练场地的地面过于坚硬。若地面太硬，做跳跃动作时，膝部缓冲性小，易对髌腱造成压力和损伤。

预防指导

- 拉伸股四头肌、腘绳肌、髂腰肌、臀大肌。
- 强化股四头肌、腘绳肌、臀中肌力量。
- 提升平衡能力、本体感觉。
- 优化跳深动作。
- 进行跳跃着地缓冲动作的安全教育，避免在有风险的情况下进行跳跃运动。

处理指导

急性期

- 可在损伤后48小时内，根据PRICE原则处理，稳住病情，防止损伤进一步加重。
- 积极采用消肿和抗炎治疗。

非急性期

- 采用理疗手段，尽快控制炎症反应，促进消肿和局部血液循环。可以采用微波和超短波进行治疗。
- 进行康复训练。在后期炎症与疼痛消失后，可针对下肢和骨盆区域进行放松、拉伸、力量和稳定性训练，以逐步恢复训练水平。
- 如果存在手术指征，则需要进行手术治疗。

康复中后期推荐训练计划

页码	动作名称	动作图片	训练频率	单次训练	要点提示
163	热身 – 膝关节		1次/天	20次 ×3组	屈膝90度

续表

页码	动作名称	动作图片	训练频率	单次训练	要点提示
154	坐姿－腿部后侧拉伸		1次/天	30秒×3组	拉伸侧膝关节完全伸直
155	坐姿－腘绳肌拉伸		1次/天	30秒×3组	拉伸侧膝关节完全伸直
160	跪姿－大腿前侧拉伸		1次/天	30秒×4组	拉伸侧屈膝到最大限度
161	侧卧－股四头肌拉伸		1次/天	30秒×5组	拉伸侧屈膝到最大限度
159	窄距－半蹲		1次/天	10次×3组	双脚开立小于肩宽，屈膝半蹲

重返游泳运动

● 重返游泳运动的时间根据个人症状改善的情况而定，但若采用非手术手段治疗，6周内一般不能重返游泳运动。6周后可以逐步恢复游泳运动，注意应循序渐进地增加运动量。

● 若采用手术手段治疗，经医生确认手术成功且痊愈，身体功能恢复，才可重返游泳运动。

半月板损伤

半月板损伤是指膝盖内侧或外侧的半月板撕裂或断裂。半月板位于胫骨平台上，是半月形的软骨，起到缓冲和减震的作用。半月板损伤在肢体接触较多、容易发生碰撞及膝关节变向动作（例如蛙泳的蹬水动作）较多的运动中更容易出现。内侧半月板损伤经常伴随内侧副韧带损伤、前十字韧带损伤。

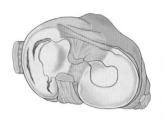

症状

疼痛 膝关节内侧/外侧有疼痛感。按压膝关节或小腿转动时，有明显痛感，甚至睡觉时，膝关节有痛感。

声音 能听到膝关节内部发出"咔嚓"的声音。

关节活动度 关节活动受限，屈膝伴有痛感，做不到完全屈膝。可能发生膝关节绞锁现象。

肿胀 损伤发生的48小时内会有肿胀现象，或有关节积液。

X光片检查 可用于诊断有无合并骨折的情况。

磁共振成像检查 可用于诊断半月板是否撕裂。

诱因

● 在运动中进行变向时，膝部在扭转的过程中产生半月板损伤。这种诱因较为常见。在大腿与小腿不同步扭转时，如小腿与足部处于静止状态，而躯干与大腿发生扭转，这就造成了膝部扭转，此时半月板易损伤。

● 下肢过度劳累，造成股骨过度内旋。股骨过度内旋造成膝关节外翻，使膝关节稳定性降低，压力增大，提升半月板受伤风险。

● 核心稳定性不足。核心缺乏稳定性，下肢动作不稳定，提升半月板受伤风险。

● 膝部外侧受到强力撞击。来自膝部外侧的撞击力，使半月板受到较大冲击。

预防指导

● 拉伸股四头肌、腘绳肌、臀中肌。

● 强化臀中肌、股内侧肌力量。

● 提升膝关节稳定性。

● 运动前热身。

处理指导

急性期

● 可在损伤后48小时内，根据PRICE原则处理，稳住病情，防止损伤进一步加重。

● 积极采用消肿和抗炎治疗。

● 立即就诊。不存在手术指征的患者，可进行保守治疗；存在手术指征的患者，应先进行术前康复，再行手术治疗。

● 在后期炎症与疼痛消失后，可针对下肢和骨盆区域进行稳定性训练，以逐步恢复训练水平。

● 进行力量训练，尤其是下肢力量训练。训练顺序为肌肉的等长收缩训练、向心收缩训练、离心收缩训练。注意训练动作要以髋关节训练为主，减轻膝关节压力。

● 恢复关节活动度，确保膝关节能完成全范围活动。

康复中后期推荐训练计划

页码	动作名称	动作图片	训练频率	单次训练	要点提示
163	热身–膝关节		1次/天	20次×3组	屈膝90度
159	窄距–半蹲		1次/天	10次×3组	双脚开立小于肩宽，屈膝半蹲
114	迷你带–半蹲–侧向走		1次/天	10次×3组	屈膝半蹲，躯干略前倾
115	瑞士球–单腿下蹲		1次/天	10次×3组	一侧腿伸直，另一侧腿屈膝约90度下蹲至臀部接触瑞士球

重返游泳运动

● 若采用保守治疗，大多数患者可在12~24周后重返游泳运动。不排除会偶尔出现膝关节不稳定和疼痛的现象。

● 若采用手术治疗，经过康复训练，通常12~24周后可重返游泳运动。

腘绳肌拉伤

　　腘绳肌拉伤，是指腘绳肌中的一条或几条肌肉被过度拉伸而发生损伤。在冲刺和加速过程较多的运动中，腘绳肌承受较大的负荷，易发生拉伤。

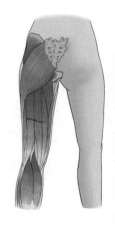

症状

疼 痛　根据损伤程度，疼痛有轻度痛感、中度痛感以及剧痛。Ⅲ级拉伤（程度最严重）时，疼痛会一直持续。

肿 胀　Ⅰ级拉伤可能伴有轻微肿胀，Ⅱ级拉伤或出现明显肿胀，Ⅲ级拉伤有明显肿胀。

声 音　拉伤时，或许能听到声音。

表 面　拉伤严重时会出现大面积瘀青。

功能影响　Ⅰ级拉伤时，行走有不适感，大腿后侧肌肉在收缩和拉伸时，会出现疼挛或紧张状况。Ⅱ级拉伤时，行走困难，有跛行；膝部无法伸直；大腿后侧肌肉在收缩和拉伸时，会出现明显痛感。Ⅲ级拉伤时，走路需要有辅助工具，如拐杖等。

影像检查　拉伤严重时，可用磁共振成像检查判断具体的情况。有必要时可以将超声检查作为辅助诊断的方法。

诱因

● 热身不充分。缺乏足够的热身，肌肉的弹性和延展性都比较有限，容易在运动中拉伤。

● 高速冲刺时腘绳肌过度拉伸。

● 腹横肌、臀大肌力量较弱时，加重腘绳肌的负担。

预防指导

● 拉伸腘绳肌、臀大肌、臀中肌、股四头肌等。

● 提升平衡能力、本体感觉、下肢神经肌肉控制能力。

- 强化核心肌群力量，进行腘绳肌离心力量训练。
- 运动前热身，运动后充分拉伸。

处理指导

急性期

- 可在损伤后 48 小时内，根据 PRICE 原则处理，稳住病情，使伤处更好地愈合。
- 采用抗炎治疗。
- 如果肌肉完全撕裂、卷起，需要尽快就医。

非急性期

- 采用电针的方式进行治疗。
- 无明显疼痛后可针对腘绳肌适当进行拉伸训练。
- 在后期炎症与疼痛消失后，可针对下肢和骨盆区域进行稳定性训练，以逐步恢复训练水平。
- 进行力量训练。训练顺序为肌肉的等长收缩训练、向心收缩训练、离心收缩训练。
- 如果拉伤较严重，如Ⅲ级拉伤，有必要进行手术治疗。

康复中后期推荐训练计划

页码	动作名称	动作图片	训练频率	单次训练	要点提示
154	坐姿 – 腿部后侧拉伸		1次/天	30秒 ×3组	拉伸侧膝关节完全伸直
155	坐姿 – 腘绳肌拉伸		1次/天	30秒 ×3组	拉伸侧膝关节完全伸直

续表

页码	动作名称	动作图片	训练频率	单次训练	要点提示
156	搭档-坐姿-腘绳肌拉伸		1次/天	30秒×3组	膝关节完全伸直
162	搭档-仰卧-腘绳肌拉伸		1次/天	30秒×3组	仰卧位，膝关节完全伸直
165	搭档-俯卧-腘绳肌被动练习		1次/天	20次×3组	俯卧位，拉伸侧屈膝90度

重返游泳运动

- 髋关节和膝关节活动范围恢复，腘绳肌功能恢复且力量良好，经医生检查确认后，方可重返游泳运动。
- 即使重返游泳运动，也要注意保护大腿。
- 重返游泳运动后也要经常拉伸腘绳肌。

第6章

足部和踝部损伤的预防与康复

- 足部和踝部解剖学
- 足部和踝部常见损伤

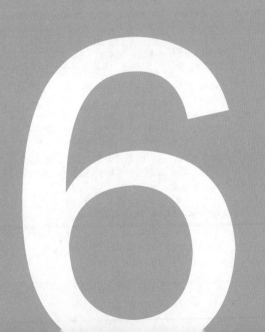

6.1 足部和踝部解剖学

足部和踝部关节包括近端的距小腿关节、距下关节、跗横关节等，以及远端的跗跖关节、跖趾关节和趾骨间关节等，主要运动为矢状面上的背屈与跖屈、冠状面上的内翻与外翻、水平面上的内收与外展、组合运动中的旋前与旋后。其中，距小腿关节（通常被称为踝关节）由胫骨下关节面、内踝关节面、腓骨外踝关节面及距骨滑车构成，主要运动为矢状面上的背屈与跖屈。

肌肉

前面观　后面观

趾长屈肌*
胫骨前肌
腓骨长肌
腓肠肌（内侧头）
趾长伸肌和第三腓骨肌
腓骨短肌
姆长伸肌
胫骨后肌*
腓肠肌（外侧头）
姆长屈肌
比目鱼肌
跟腱

肌肉介绍

胫骨前肌：起于胫骨外侧面近端三分之二处和骨间膜，止于内侧楔骨内侧面和第一跖骨底，具有使踝关节背屈和足内翻的功能。

趾长伸肌：起于胫骨外侧髁、腓骨内侧面近端四分之三处和邻近骨间膜，止于外侧四趾的中节和远节趾骨底，具有使踝关节背屈、足外翻、足趾（姆趾外四趾）伸展的功能。

姆长伸肌：起于腓骨前面和邻近骨间膜，止于姆趾远节趾骨底，具有使踝关节背屈、姆趾伸展的功能。

第三腓骨肌：起于胫骨外侧髁、腓骨内侧面近端四分之三处和邻近骨间膜，止于第五跖骨底，具有使踝关节背屈和足外翻的功能。

腓骨长肌：起于腓骨外侧面，止于内侧楔骨外侧面和第一跖骨底，具有使踝关节跖屈和足外翻的功能。

腓骨短肌：起于腓骨外侧面，止于第五跖骨粗隆，具有使踝关节跖屈和足外翻的功能。

肌肉介绍

腓肠肌：见“5.1膝部解剖学”中的相关内容。

比目鱼肌：起于胫骨和腓骨后面上部，远端通过跟腱附着于跟骨结节，具有使踝关节跖屈的功能。

胫骨后肌*：起于胫骨、腓骨和骨间膜的后面，止于舟骨粗隆、楔骨和第二至第四跖骨底，具有使踝关节跖屈和足内翻的功能。

趾长屈肌*：起于胫骨后面中部，止于第二至第五趾远节趾骨底，具有使踝关节跖屈和足趾（姆趾外四趾）屈曲的功能。

姆长屈肌*：起于腓骨后面远端三分之二处，止于姆趾远节趾骨底，具有使踝关节跖屈、足内翻和姆趾屈曲的功能。

跟腱：腓肠肌和比目鱼肌共同构成的全身最长、最强大的肌腱。

骨骼和韧带

外侧面观　　　　　　　　　内侧面观

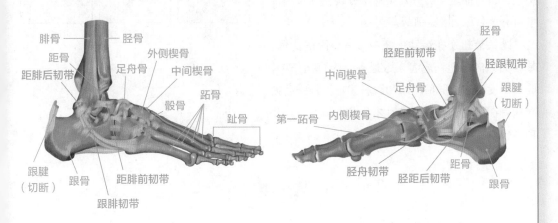

骨骼和韧带介绍

胫骨：见"5.1膝部解剖学"中的相关内容。

腓骨：见"5.1膝部解剖学"中的相关内容。

跗骨：位于足部后侧，共7块，分别为距骨、跟骨、足舟骨、骰骨、外侧楔骨、中间楔骨、内侧楔骨。

跖骨：位于足部中央，共5块，由内向外依次为第一至第五跖骨。

趾骨：位于足部前侧，共14块，由内向外依次为第一至第五趾骨，其中第一趾骨只有2节骨（近节、远节趾骨），第二至第五趾骨均有3节骨（近节、中节、远节趾骨）。

外侧副韧带：包括距腓前韧带、距腓后韧带和跟腓韧带，三者均起于腓骨外踝，分别止于距骨颈、距骨后突和跟骨；可稳定踝关节外侧，限制踝关节内翻；整体易发生扭伤，其中，距腓前韧带较为薄弱，最易扭伤，距腓后韧带较为发达，不易撕裂。

内侧副韧带：包括胫舟韧带、胫跟韧带、胫距后韧带和胫距前韧带，四者均起于胫骨内踝，分别止于舟骨粗隆、载距突、距骨内侧结节和距骨；可稳定踝关节内侧，限制踝关节外翻；也被称为三角韧带。

6.2 足部和踝部常见损伤

踝关节扭伤

踝关节扭伤，即由外力冲击或运动失衡引发的踝关节周围韧带的撕裂现象。可能是一条韧带撕裂，也可能是同时好几条韧带撕裂，撕裂的程度可分为Ⅰ级、Ⅱ级、Ⅲ级。

踝关节扭伤在运动损伤中占有很高的比例，其中又以内翻扭伤患者人数最多。内翻扭伤中，撕裂多发生于距腓前韧带和跟腓韧带，距腓后韧带只有在踝关节严重扭伤时才会发生撕裂。胫腓韧带也是踝关节扭伤中经常受损的韧带。

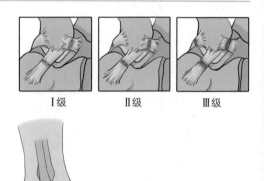

Ⅰ级　　　　Ⅱ级　　　　Ⅲ级

症状

疼痛 根据损伤程度，疼痛有轻度痛感、中度痛感以及剧痛。Ⅲ级扭伤（程度最严重）时，剧痛后痛感会消失。

声音 有可能伴随响声。

关节活动度 Ⅰ级扭伤时，踝关节有僵硬现象，行走和跑动都有困难；Ⅱ级扭伤时，踝关节呈现不稳定状态，脚部活动困难，行走困难；Ⅲ级扭伤时，踝关节功能丧失，无法站立，无法行走。

磁共振成像检查 可用于判断踝关节周围韧带有无撕裂现象，以及关节软骨是否有损伤。

肿胀 Ⅰ级扭伤可能伴有肿胀，Ⅱ级、Ⅲ级扭伤有明显肿胀。

X光片检查 可用于判断是否有骨折、骨裂、脱位现象。

诱因

● 错误的身体姿势。双脚有较严重的足内翻或足外翻，或者有下交叉综合征，均会导致踝关节受力异常，引发扭伤。

● 下肢肌肉过度使用。下肢肌肉，尤其是臀部肌群与大腿肌群，如果使用过多，经常处于疲劳状态，会导致髋关节、膝关节稳定性降低，造成股骨内旋、膝关节外翻，使双下肢长度不一致，并且形成肌肉的不平衡状态，给踝关节带来压力；并且全身大部分负重都会集中在踝部，而踝关节周围软组织又比较薄弱，易造成踝关节扭伤。

- 踝关节过度紧张。这种情况在自由泳初学者中容易出现。初学者刚开始学习自由泳，还做不到自然放松踝关节，踝部会比较紧张，肌肉的长时间收缩引发踝部酸痛，易扭伤踝关节。

- 有踝关节扭伤史。韧带恢复比较慢，而且不容易完全恢复如初，因此有扭伤史的韧带，容易再次发生损伤。

- 踝穴异常，或踝关节韧带松弛。踝穴由内踝、外踝和胫骨后缘构成。如果踝穴过宽，或有损伤史，会降低踝关节的稳定性，导致在游泳打水时，易出现踝关节扭伤。同理，踝关节韧带松弛也会降低踝关节稳定性。

- 核心缺乏稳定性。核心是身体的中心，是运动链的中枢部分，可以有效传递力量，为运动提供稳定的平台。如果核心力量弱，核心稳定性差，会导致身体重心不稳，踝关节受伤概率大大增大。

- 来自外部的强大冲撞力。外力导致的踝关节扭伤常见于冲撞性比较强的运动中。

预防指导

- 拉伸腓肠肌、比目鱼肌、胫骨前肌、胫骨后肌、腓骨长肌、腓骨短肌。
- 强化腓肠肌、比目鱼肌、胫骨前肌、胫骨后肌、腓骨长肌、腓骨短肌力量。
- 提升下肢稳定性、核心稳定性。
- 优化胫骨前肌离心控制。
- 运动前热身、运动时绑保护绷带。

处理指导

急性期

- 损伤发生24小时内，根据PRICE原则，做出正确、及时的处理。
- 根据疼痛、肿胀等症状进行判断，如疑似发生踝关节扭伤，尽快就医。

非急性期

- 进行必要的检查，判断踝关节周围软组织损伤情况，进行相应治疗。如果出现慢性踝关节不稳、踝关节撞击综合征以及距骨软骨的损伤等，有明显手术指征的人群，需要接受手术治疗。在此期间，可以用拐杖帮助承重。
- 必要时吃一些消炎药（需医生指定药品），消除炎症，缓解疼痛。

- 为避免身体运动素质下降，上身可继续保持锻炼。
- 疼痛和炎症逐渐消退之后，可以在关节承受范围内做一些简单的康复动作。注意刚刚开始康复时，脚可以经常做屈伸拉伸动作，但禁止做踝部旋转或内、外翻动作。一周后，可以适当做踝关节的旋转动作。
- 经常放松踝关节周围肌肉，拉伸小腿肌肉，进行下肢力量训练和稳定性训练，有助于踝关节的康复，并为重返游泳运动做好身体准备。
- 保持良好的关节活动度。

康复中后期推荐训练计划

页码	动作名称	动作图片	训练频率	单次训练	要点提示
145	踝关节灵活性练习		1次/天	30秒×3组	踝关节环转
112	筋膜球－踝关节外侧放松		1次/天	30秒×3组	放松侧屈膝，踝背屈
117	弹力带－站姿－双脚提踵		1次/天	10次×3组	站立位，提踵到最大活动限度
113	筋膜球－踝关节两侧放松		1次/天	30秒×3组	放松侧屈膝，踝背屈
119	弹力带－坐姿－单侧踝背屈		1次/天	10次×3组	踝背屈到最大限度
118	弹力带－坐姿－单侧踝跖屈		1次/天	10次×3组	踝跖屈到最大限度

重返游泳运动

- 经历必要的休息期，促进踝关节恢复。通常来说，I级踝关节扭伤需要休息1~2周，II级扭伤需要休息2~4周，III级扭伤需要休息4~6周。
- 重返赛场之前，最好找专业人士进行踝关节功能评估，了解关节的健康水平。
- 循序渐进地进行训练，逐步提升训练难度。

跟腱炎

跟腱是由腓肠肌、比目鱼肌的肌腱向下汇合于跟骨结节处形成的肌腱，呈V字形。跟腱的过度使用，会破坏肌腱的胶原纤维及其排列方式，刺激肌腱产生液态物质，形成跟腱炎。

跟腱炎的常见原因是负荷过重，两次训练之间的恢复时间不足。在发生跟腱炎的运动员中，60%~80%的运动员认为训练强度或持续时间的突然变化或增加会导致跟腱炎。

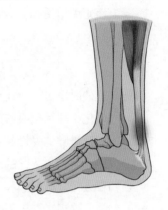

症状

疼痛 脚后跟后侧疼痛。慢性，长期疼痛，在运动时疼痛加剧。

肿胀 如果跟腱发炎并发生撕裂，脚跟肌腱处有肿块。

磁共振成像检查 可以发现纺锤形增厚的跟腱，同时伴有跟腱内信号变化。

诱因

- 腓肠肌力量弱。虚弱的腓肠肌，导致跟腱要承受更多负荷，从而引发跟腱炎。
- 腓肠肌紧张。腓肠肌紧张，会拉动跟腱，使跟腱张力增大。
- 过度足内翻。过度足内翻会让双脚受力不均，跟腱偏离正常位置，导致肌腱承受更大的压力。
- 跑步时跨步太大。大跨步会使身体重心不稳，且对双脚的冲力更大，易导致跟腱炎。
- 鞋袜不合脚。
- 短时内大量加大运动量。这会给跟腱带来异于平时的压力，使其因难以适应高强度运动而发炎。
- 热身不充分。肌肉和肌腱未能进入运动状态，弹性不足。
- 旧伤复发。
- 错误的站姿。站姿不良会使双腿负重不同，造成肌肉受力不平衡，跟腱负重不对称，易引发局部炎症。

● 其他因素。跟腱炎是多因素引发的，内在或外在的危险因素与导致肌腱负荷承受能力降低或导致肌腱超负荷的运动模式有关。髋部神经肌肉控制不足，踝关节背屈和距下关节活动度异常均会导致跟腱炎。

预防指导

● 拉伸腓肠肌、比目鱼肌和跟腱。
● 强化小腿后侧肌群的力量训练，提升跟腱、肌肉承受负荷的能力。
● 提升跟腱的弹性和韧性。
● 优化跑步与跳跃的动作模式。
● 在进行体育锻炼和运动训练时要遵守循序渐进的原则，逐渐增加运动量和提升运动强度。当跟腱出现疼痛或不适症状时，应及时调整运动负荷或变换练习内容，避免或减少对跟腱的刺激。

处理指导

急性期

● 停止刺激跟腱的运动，及时就医。
● 每天冰敷跟腱2~3次，每次可敷15分钟。
● 使用具有舒张血管作用的乳霜。

非急性期

● 动态休息。可以进行不让跟腱感到疼痛的运动，例如骑自行车、游泳等。
● 拉伸。在跟腱不感到疼痛的前提下，对小腿肌肉进行拉伸，如直腿小腿拉伸或屈腿小腿拉伸。
● 经常用泡沫轴放松小腿肌肉，尤其是腓肠肌。
● 跟腱疼痛消失后，进行强化腓肠肌力量的练习。
● 如果跟腱疼痛、肿胀连续数日不退，影响行走，需要及时就医。
● 可穿鞋跟较高的鞋子，减轻跟腱压力。
● 纠正站姿，使身体达到平衡状态，进行本体感觉训练。
● 离心运动。收缩肌肉使跟腱延长，产生的伸展应力能够使跟腱里的血流减少，从而有效缓解症状。

康复中后期推荐训练计划

页码	动作名称	动作图片	训练频率	单次训练	要点提示
117	弹力带 – 站姿 – 双脚提踵		1~2次/天	10次 ×3组	站立位，提踵到最大限度
144	小腿拉伸		1次/天	30秒 ×3组	弓步站立
158	单脚 – 站立		1~2次/天	10秒（单脚支撑稳定后开始计时）×10组	一侧腿站立，对侧腿向后屈膝约90度

重返游泳运动

● 疼痛完全消失，才可重返游泳运动。

脚踝骨折

如果脚踝受到比扭伤或韧带断裂更严重的损伤，则可能发生骨折。脚踝骨折是很常见的损伤。根据受到影响的脚踝部位不同，脚踝骨折也有不同的类别。

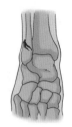

症状

疼痛　剧痛。

肿胀　明显肿胀。

功能影响　外踝骨折将极大地限制脚的活动和降低其弹性。

其他　有时候可以清楚看到脚踝变形。

X光片检查　可用于诊断大部分踝部骨折。除拍摄踝关节正侧位和踝穴正位影像外，通常需拍摄腓骨全长片，以检查是否存在腓骨高位骨折，同时可判断下胫、腓韧带是否损伤及损伤程度。

诱因

● 脚踝受到比扭伤或韧带断裂更严重的损伤。

● 跌倒摔伤、高空坠落、交通事故等。

● 天气寒冷。

● 既往骨折史、绝经年龄早和生育次数多。

预防指导

● 拉伸小腿三头肌、胫骨前肌、腓骨长肌、腓骨短肌。

● 强化小腿三头肌、胫骨前肌、腓骨长肌、腓骨短肌力量。

● 提升本体感觉与平衡能力。

● 优化步行模式。

● 运动前使用肌贴提升踝关节稳定性，使用运动护具，穿高帮的鞋保护踝关节，及时补充维生素D。

处理指导

急性期

● 外踝骨折，必须马上对受伤的脚踝进行冰敷，然后使用气垫夹板或者普通夹板固定。不能让受伤的脚负重。必须将受伤的运动员送往医院的急诊部门并进行X光片检查。

非急性期

● 脚踝骨折需要有经验的临床医生判断是否需要手术治疗，若需手术治疗，则需要严格按照标准手术康复流程进行治疗。若骨折错位不明显，则可以先使用石膏进行固定，4周后再进行包括踝关节活动度训练及踝关节周围肌肉力量训练在内的康复训练。

● 骨折后先明确治疗方式：保守治疗还是手术治疗。待骨折愈合后再进行相关活动度训练及肌肉力量训练。

康复中后期推荐训练计划

页码	动作名称	动作图片	训练频率	单次训练	要点提示
128	弹力带 – 向后拉伸踝关节		1次/天	30秒×3组	拉伸侧膝关节位置超过脚尖
129	弹力带 – 向前拉伸踝关节		1次/天	30秒×3组	拉伸侧膝关节位置超过脚尖
118	弹力带 – 坐姿 – 单侧踝跖屈		1~2次/天	20次×3组	踝跖屈到最大限度
119	弹力带 – 坐姿 – 单侧踝背屈		1~2次/天	20次×3组	踝背屈到最大限度

重返游泳运动

● 专项运动跑跳、柔韧性、灵活性、踝关节下蹲角度均恢复伤前水平，可重返游泳运动。

第7章

其他常见损伤的
预防与康复

7

肌肉痉挛

肌肉痉挛，是肌肉在脱水、疲劳、寒冷刺激等情况下发生的自发性的强直收缩反应。肌肉痉挛常发生在小腿和脚趾部位。在高强度运动后，肌肉容易处于疲劳、缺水、缺乏营养的状态，更易发生肌肉痉挛。

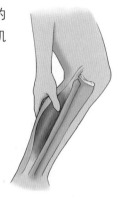

症状

疼 痛 肌肉发生痉挛的时候，痉挛部位会有尖锐的紧缩感，可能会伴有不同程度的痛感。

其 他 肌力减弱，肢体活动受限。

诱因

- 肌肉疲劳。
- 脱水。
- 营养不良。
- 错误的站姿。站姿不良会使双腿负重不均，造成肌肉受力不平衡，一侧小腿肌肉容易过于虚弱，发生痉挛。
- 寒冷刺激。寒冷刺激会使肌肉兴奋性提升，肌肉容易发生强直收缩。
- 日常拉伸时间较短、不良的拉伸习惯。
- 家族史。

预防指导

- 拉伸受累肌肉，如股四头肌、腘绳肌、腓肠肌、比目鱼肌等。也可以使用泡沫轴放松受累肌肉。
- 强化受累肌肉和其拮抗肌的力量，如腘绳肌、股四头肌、胫骨前肌等。

- 提升全身基础体能素质。
- 纠正不良姿势、错误动作模式。
- 降低运动强度，减轻运动负荷；经常饮水，保持体内水分充足；运动前做好热身活动，运动后做好放松活动；穿弹力裤袜；可以使用矫形鞋垫保持下肢的正常力线。

处理指导

急性期

- 拉伸发生痉挛的肌肉。同时也要注意对邻近相关肌肉的拉伸。
- 可主动收缩拮抗肌，有利于拉伸发生痉挛的肌肉。
- 可以采用传统推拿手法放松肌肉，例如按压、揉捏、按揉等。
- 补充水分。
- 如果经常发生抽筋现象，最好及时就诊。

非急性期

- 经常拉伸肌肉，或者用泡沫轴放松肌肉。尤其是运动后，一定要放松肌肉。
- 经常饮水，保持体内水分充足。
- 保持营养均衡。餐饮结构最好能兼顾多种营养成分。
- 强化力量训练。一周可进行一至两次力量训练，可以综合蹲跳、平板支撑、俯卧撑、仰卧起坐、弓箭步、单腿摸脚趾、登山者、波比跳、肩上推举等动作。

推荐锻炼动作

- 针对出现肌肉痉挛的部位进行拉伸训练、放松训练。

重返游泳运动

- 伤处治愈，且经医生诊断确认后，才能重返游泳运动。

擦伤

擦伤，是指皮肤在与硬物摩擦时受损的现象。擦伤是一种表皮层的炎症，摩擦可导致皮肤表面潮湿并软化，从而引起角蛋白与表皮的颗粒层分离，有时还可能造成红肿和渗出性病变。擦伤是否会引起皮肤出血由损伤程度决定，重度擦伤可能会产生疤痕。

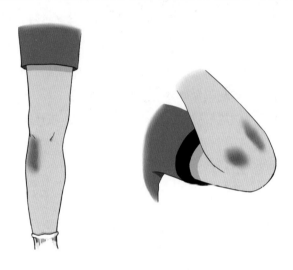

症状

疼痛　被擦伤部位会有痛感。

其他　擦伤表现为表皮剥脱、血痕、渗血或出血斑点，继而可出现轻度炎症反应，局部会有红肿和疼痛。通常伤口自愈的过程是：
① 3~6小时擦伤面渗液开始干燥；
② 12~24小时痂皮形成，开始形成淡黄褐色的痂皮，以后逐渐变为深褐色；
③ 3天左右创面周围正常表皮再生，逐渐覆盖创面，随后痂皮从周边开始剥离、脱落；
④ 5~7天后完全愈合，痂皮完全脱落。

诱因

● 游泳时与池壁接触。

● 被其他游泳者的指甲等坚硬物体划伤。

● 皮肤与皮肤之间、皮肤与衣物之间发生频繁的摩擦。

● 运动中和其他运动员发生冲撞。

预防指导

● 擦伤一般无法预防。穿合适的运动服装和运动鞋，以及在易出汗部位抹滑石粉或明矾粉，通常可以降低擦伤的发生率或减轻损伤程度。

处理指导

急性期

● 立即停止运动。
● 若是轻度擦伤，可对损伤部位进行消毒处理，并涂抹药膏。
● 若是软组织损伤，可根据RICE原则处理。
● 进行抗炎治疗。

非急性期

● 为避免感染，每天更换绷带，更换时对伤口处进行消毒。

重返游泳运动

● 伤处治愈后，即可重返游泳运动。

足癣

脚趾感染真菌，会形成足癣。足癣是传染性疾病，在潮湿的地方更容易传播，例如更衣室、泳池、浴池等地方。患足癣后，要及时治疗。

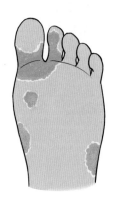 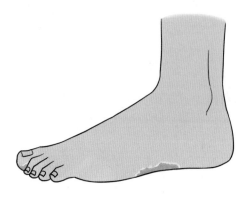

症状

感觉 有灼烧感，或强烈的瘙痒感。 **肿 胀** 部分足癣带有肿胀。

其他症状 有的会出现鳞片状皮疹、水疱、龟裂等症状。

诱因

- 在公共场所赤足等。在公共浴室、健身房、游泳池等场所赤足，以及其他密切接触病原菌的情况下易被感染。
- 鞋内高温、高湿环境。鞋的内部环境是足癣的高危因素，鞋内环境受季节影响，环境高温、高湿易导致足癣。

预防指导

- 在公共泳池或浴池行走，最好穿上拖鞋。
- 洗脚后，将脚擦干或晾干。
- 如果喜欢运动，最好每天换一双运动鞋，便于鞋内通风，避免真菌滋生。
- 鞋内可放置抗真菌的粉末。

处理指导

急性期

- 缓解症状。对感染区采用冷敷措施进行缓解。硝酸铝粉或醋酸溶液混合一定量的水，用干净的布蘸取液体，敷在患处，保持15分钟。每天敷3~4次。
- 抗真菌治疗。可用抗真菌药物涂抹患处，最好是凝胶状的药物。

非急性期

- 病情缓解后，清除死皮，防止死皮里的真菌感染健康皮肤。
- 保持脚部清洁和干燥。
- 每天更换袜子。
- 抗真菌治疗。使用外用抗真菌药物。

重返游泳运动

- 在疼痛和不适可接受范围内，可重返游泳运动。
- 注意避免赤脚在浴池和更衣室行走，以免感染他人。

结膜炎

眼结膜在细菌感染、过敏、被外物刺激、病毒感染等情况下，会有发炎症状，即结膜炎。除了发炎外，还会有眼睛发红、发痒、视线变模糊等症状。

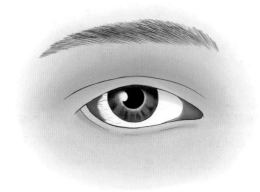

症状

表现 眼睛具有这些症状中的一种或几种：发红、发炎、发痒、视线模糊，眼角和眼睑部位有硬块。

诱因

- 游泳池的水细菌超标造成眼结膜被细菌感染。
- 病毒感染。
- 眼睛被刺激物刺激，如肥皂水。
- 眼睛患病。
- 眼睛过敏。

预防指导

- 在干净的、经过消毒的水域游泳。
- 游泳时严格佩戴泳镜，防止含消毒剂的水刺激眼部。
- 勤洗手，避免用不干净的手或物品揉眼睛。提倡流水洗脸，个人清洁物品与他人清洁物品分开。

处理指导

- 使用治疗结膜炎的眼药水。
- 如果是过敏性的结膜炎，可服用抗过敏药物。
- 如果是细菌感染的结膜炎，可服用抗生素。

重返游泳运动

- 结膜炎治愈，且经医生诊断确认后，才能重返游泳运动。

耳朵进水

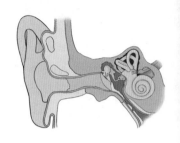

游泳时耳朵容易进水。而且水在进入外耳道之后，由于大气压力的作用，以及耳内存在分泌物（耵聍），不易流出，易造成发炎的现象。

症状

表现　耳内有不适感，听力下降，甚至头昏。

诱因

● 游泳时耳朵进水。

预防指导

● 游泳时佩戴耳塞，防止外耳道进水。　　● 在干净的、已消毒的水域游泳。

● 定期清理耳道。

处理指导

急性期

● 将头偏向进水耳朵一侧，让水自然流出。

● 将头偏向进水耳朵一侧，然后身体上下跳动，让水流出。

● 将头偏向进水耳朵一侧，然后用手掌紧压进水耳朵，接着快速将手拿开，利用吸力将水吸出。

● 用棉签轻轻将水吸出，注意动作要轻柔。

● 引水法。将进水耳朵朝上，用干净水灌入，接着快速将进水耳朵放低，甩头，使水流出来。

非急性期

● 如果自己无法让水流出来，尽量找医生处理，以免造成中耳炎。

重返游泳运动

● 将耳内水排出，且身体活动无碍，可重返游泳运动。

耳朵发炎

　　耳朵发炎，一般是耳朵内进水没有及时排干净，从而引发发炎的症状，也被称为"游泳耳"。耳朵发炎时，会有疼痛、红肿、发痒、有异味的液体外流等症状。

　　根据发炎位置不同，耳朵发炎分为外耳炎和中耳炎。外耳炎多由皮肤损伤后细菌入侵诱发，也可能是游泳时耳朵进水或其他异物诱发。由于外耳道组织弹性较差，发炎时疼痛明显，尤其拉伸耳道动作，如张口和打哈欠时，疼痛加重。

　　中耳炎累及咽鼓管和鼓室，分为化脓性中耳炎和气压性中耳炎，经常由上呼吸道感染或咽喉感染引起，可影响听力，若不及时治疗，可引起严重后果。

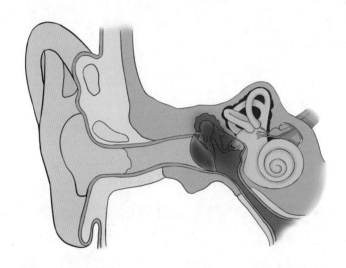

症状

疼痛 耳朵内有痛感。　　　　　　　**肿胀** 或许有红肿现象。

其他 或许有发痒、异味液体流出、听力下降等现象。

诱因

● 游泳时耳朵内进水没有及时排干净。

● 外耳道皮肤破损，泳池内细菌容易入侵。

● 上呼吸道感染或咽喉感染，通过咽鼓管感染耳道。

● 慢性耳炎发作。

预防指导

- 游泳后要擦干耳朵，排出耳内水分。
- 定期清理耳道。
- 在干净的、经过消毒的水域游泳。
- 游泳时佩戴防水耳塞。

处理指导

急性期

- 使用滴耳剂治疗。
- 进行抗炎治疗，服用抗生素。

非急性期

- 进行理疗，如头部超短波、微波治疗等。
- 进行药物治疗，内服、外用药物。

重返游泳运动

- 耳朵发炎治愈，且经医生诊断确认后，才能重返游泳运动。

呛水

呛水，是指游泳时呼吸器官进水的现象，呛水会产生咳嗽等反应。呛水，主要是游泳者呼吸技术欠缺导致的。

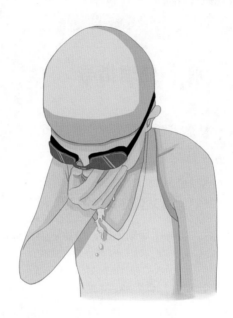

症状

表现　咳嗽、喉咙疼痛；呼吸困难，甚至窒息。

诱因

- 呼吸技术不熟练。
- 心理素质差。心理素质差，紧张慌乱中容易呛水。
- 环境原因。在自然环境中游泳，若遇到不好的天气，如有风浪，易导致呛水。
- 运动疲劳。

预防指导

- 熟练掌握呼吸技术。
- 下水前做好热身活动。
- 强化下肢肌肉力量和提升其耐力。
- 运动前进行深呼吸练习，缓解紧张的情绪，提高个人的心理素质。

处理指导

- 保持镇静，不要惊慌。
- 踩水，使口、鼻露出水面，调整呼吸。
- 如果自己不能解决，立即呼救。

重返游泳运动

- 呛水引起的症状消失后，且身体活动无碍，可重返游泳运动。最好有同伴陪同运动。

腹泻

　　腹泻是消化道疾病，腹泻的原因有多种，例如吃了不干净的食物，或者受凉。有理论认为，运动中的腹泻，是因为血液从消化系统转移向肌肉，消化系统停止对营养和结肠中水分的吸收，从而导致水分与未消化的食物快速排出体外。

症状

疼痛　运动中或运动后出现腹痛。

腹泻　运动中或运动后出现的腹泻，多表现为水样腹泻，频繁排便，便意急迫或排便不能控制。一般不会导致脱水和电解质失衡，但在严重情况下，会出现便血。

其他　恶心、呕吐、下腹痉挛、胀气、发热等。

诱因

- 饮食不卫生。
- 游泳池水卫生不过关。
- 着凉或饮用冰镇饮料引起肠胃不适。
- 运动量过大，如运动强度高或运动持续时间较长等。

预防指导

- 饮食应干净卫生。
- 注意运动强度，避免一开始就进行高强度耐力运动。
- 营养干预。鼓励运动员在训练中摄入更多的碳水化合物（葡萄糖加果糖），脂肪、蛋白质、果糖（单独）、高浓缩的碳水化合物饮料、咖啡因、碳酸氢盐和非甾体抗炎药都应避免摄入。
- 游泳池经常进行杀菌处理，采样合格后再开放使用。建议经常洗手，特别是在吃饭前。
- 药物预防。

处理指导

急性期

- 休息。停止运动、调整呼吸。
- 服用止泻药物。
- 补充水和电解质。

非急性期

- 若腹泻、腹痛不止，应及时就医，明确原因。
- 若伴有肠胃炎症，可遵医嘱服用消炎药。
- 清淡饮食：从简单的易消化食物开始，随着腹泻的改善再摄入更丰富的食物。

重返游泳运动

- 没有腹泻症状，身体痊愈，即可重返游泳运动。

晒伤

晒伤是指皮肤暴露在较强的光照下，皮肤局部出现红肿、红斑的急性炎症反应。在室外游泳或裸露皮肤进行运动时，易出现晒伤。日光性皮炎俗称"日晒伤"，是皮肤暴露部位因日光过度照射，引起的皮肤急性光毒反应。日光中的中、长波紫外线辐射使真皮内多种细胞释放组胺、5-羟色胺、激肽等炎性介质，使真皮内血管扩张，从而引起组织水肿。

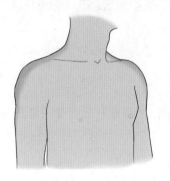
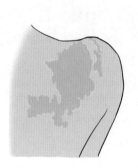

症状

疼痛 晒伤部位有灼痛感。

肿胀 晒伤部位可能伴有红肿现象。

其他症状 晒伤部位会出现红斑或水疱，后期会出现蜕皮的现象。

诱因

- 强光照射皮肤。
- 日光中的紫外线过度照射。正常皮肤经日光中的紫外线过度照射后，人体局部皮肤会发生急性光毒性反应。其反应的程度，常与光线强弱、照射时间和范围、环境因素、体质及其他个人差异有关。

预防指导

- 外出前，使用防晒霜或防晒喷雾涂抹皮肤。如果在室外游泳，需要涂抹防晒指数（SPF值）超过30的防晒霜，如果使用防晒喷雾，量要足够。每2小时再使用一次。
- 在强光天气时，外出须戴防晒帽，穿防晒衣，佩戴墨镜。
- 在强光天气时，上午10点至下午4点之间，最好避免在阳光下活动。

处理指导

急性期

- 用凉爽的东西覆盖在晒伤的地方，如凉爽的湿毛巾或湿布。
- 喝水，补充水分。
- 采用抗炎治疗。
- 用温和的、富含凝胶的保湿霜涂抹在晒伤处。保湿霜既不刺激皮肤，又能使皮肤保持湿润，且不堵塞毛孔。不要用油性乳霜。
- 如果晒伤处有水疱，不要挑破水疱。用干净的干燥织物覆盖水疱。

非急性期

- 外出前，在伤处使用防晒指数超过30的防晒霜或防晒喷雾（量要足够）。每2小时再使用一次。
- 外出戴防晒帽，穿防晒衣，佩戴墨镜。
- 在强光天气下，上午10点至下午4点之间，最好避免在阳光下活动。

重返游泳运动

- 伤处治愈，且经医生诊断确认后，才能重返游泳运动。

岔气

岔气又叫"急性胸肋痛"，表现为在运动中胸肋部感到疼痛。岔气是由横膈膜的痉挛引起的。横膈膜的收缩和放松使肺部交换空气，如果横膈膜的动力不足，易产生痉挛，发生岔气现象。

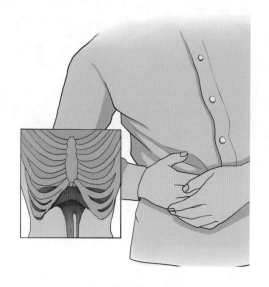

症状

疼痛 发生岔气时，运动中会感到胸肋痛，停止运动后，痛感消失。

诱因

- 躯干力量弱，不能支持横膈膜有力地收缩和舒张。
- 运动时呼吸过快、过浅。
- 寒冷刺激。
- 准备活动不充分，开始运动时强度提升得过快。

预防指导

- 运动前进行热身活动，运动后进行放松活动。
- 根据身体能力控制开始运动时的速度和强度，让机体有适应的过程。

● 在运动中掌握正确的呼吸方式，保证呼吸深度，不要让冷空气直接进入气道。
● 提升全身基础体能素质。

处理指导

急性期

● 停止运动，拉伸岔气一侧的肌肉。将岔气一侧手臂向头部后方抬起，可以拉伸体侧的腹肌。保持动作30~60秒。重复此动作，直至岔气消失。

非急性期

● 加强全身力量训练。一周可进行一至两次力量训练，可以综合蹲跳、平板支撑、俯卧撑、仰卧起坐、弓箭步、单腿摸脚趾、登山者、波比跳、肩上推举等动作。
● 如果有慢性岔气，最好及时就医。

重返游泳运动

● 岔气治愈，且经医生诊断确认后，才能重返游泳运动。

第8章

损伤康复训练动作

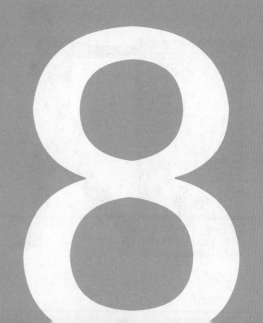

被动拉伸－手掌翻伸扭转

扫一扫，视频同步学

▶ 练习目的

拉伸肱二头肌，有助于肩关节盂唇撕裂、肱二头肌肌腱炎的预防和康复。

▶ 主要肌肉

肱二头肌。

初始姿势

- 身体站立于与肩同高的跳箱之前约一大步距离，背对跳箱，躯干直立，目视前方；一侧腿向后迈步至足跟接触跳箱，同侧手臂向后平展至手掌扶住跳箱，另一侧手臂自然下垂。

动作过程

- 保持躯干姿势不变，身体下蹲，双腿成弓步姿势，手部位置不变，拉伸一侧手臂至目标肌肉有一定程度的拉伸感。

- 保持该姿势至规定时间。

- 换对侧手臂进行同样的动作。

🏊 小提示

全程保持均匀呼吸；拉伸时如果手臂感到疼痛，应降低强度或立刻停止。

身体放松，肘部保持伸展。

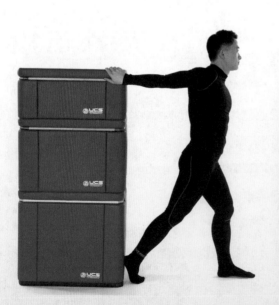
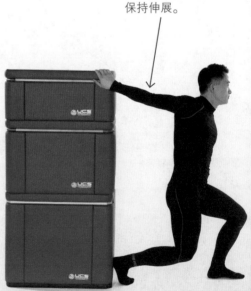

被动拉伸－动态坐式拉动脚踝

扫一扫，视频同步学

▶ 练习目的

提升踝关节灵活性，有助于踝关节扭伤、脚踝骨折预防和康复。

▶ 主要肌肉

胫骨前肌。

初始姿势

● 身体坐于与膝盖同高的跳箱上，一侧腿自然屈膝支撑，另一侧腿上抬屈膝，将脚踝置于对侧腿膝盖上，同侧手臂前伸，手掌扶于膝盖，对侧手臂前展，用手握住前脚掌。

动作过程

● 保持身体姿势不变，用手将脚掌向内和向外拉伸至目标肌肉有一定程度的拉伸感。

● 保持该姿势2~3秒，恢复至初始姿势。重复该动作至规定次数。

● 换对侧脚进行同样的拉伸动作。

小提示

全程保持均匀呼吸；拉伸时如果脚踝感到疼痛，应降低强度或立刻停止。

不要弓背。

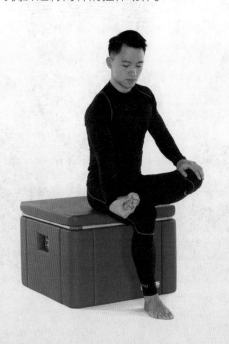
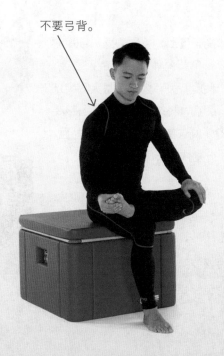

筋膜球－踝关节外侧放松

扫一扫，视频同步学

▶ 练习目的

放松踝关节周围肌肉，有助于踝关节扭伤的预防和康复。

▶ 主要肌肉

腓骨长肌、腓骨短肌。

身体放松，手部缓慢向下施加压力。

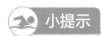 小提示

全程保持均匀呼吸；按压时如果脚踝感到疼痛难忍，应降低强度或立刻停止。

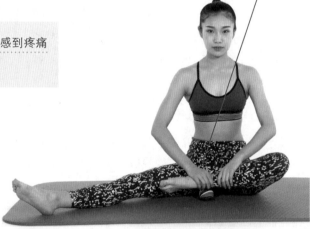

初始姿势

● 身体坐于垫上，躯干直立，目视前方，一侧腿向外伸展至最大限度，另一侧腿膝关节内屈至最大限度且脚背绷直，将筋膜球置于屈曲腿踝关节外侧与垫子之间，双臂内屈，双手分别扶住脚部和小腿。

动作过程

● 保持身体姿势不变，双手向下施加一定压力，按压踝关节外侧。

● 保持该姿势至规定时间。

● 换对侧脚踝进行同样的放松动作。

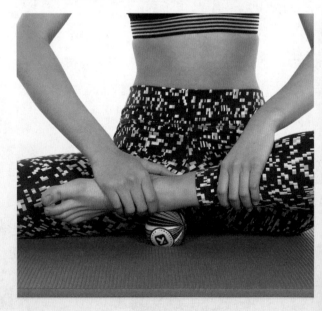

筋膜球-踝关节两侧放松

扫一扫，视频同步学

▶ 练习目的

放松踝关节周围肌肉，有助于踝关节扭伤的预防和康复。

▶ 主要肌肉

踇长屈肌、腓骨长肌、腓骨短肌。

身体放松，手部缓慢
向下施加压力。

🏊 小提示

全程保持均匀呼吸；按压时如果脚踝感到疼痛
难忍，应降低强度或立刻停止。

初始姿势

- 身体坐于垫上，躯干直立，目视前
  方，一侧腿向外伸展至最大限度，
  另一侧腿膝关节内屈至最大限度且
  脚背绷直；屈曲腿同侧手臂内屈，
  用手握住脚踝上方固定住踝关节，
  对侧手臂内屈，手持一个筋膜球置
  于屈曲腿踝关节内侧与掌心之间，
  再将另一个筋膜球置于同侧腿踝关
  节外侧与垫子之间。

动作过程

- 保持身体姿势不变，持球手向下施
  加一定压力，按压踝关节两侧。
- 保持该姿势至规定时间。
- 换对侧脚踝进行同样的放松动作。

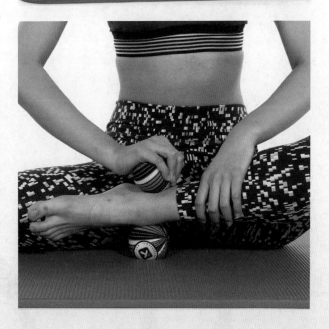

迷你带-半蹲-侧向走

扫一扫，视频同步学

▶ **练习目的**

强化臀部肌群力量，有助于内侧副韧带损伤、半月板损伤的预防和康复。

▶ **主要肌肉**

臀部肌群、股四头肌、核心肌群。

初始姿势

- 身体成站姿，双脚分开约一步距离，将迷你带环绕于小腿处，双腿屈膝半蹲，目视前方，双臂屈肘，双手置于胸前，躯干略前倾。

动作过程

- 保持屈髋屈膝的姿势，一侧腿向外侧横向迈步，同时同侧手臂后摆、对侧手臂前摆，之后对侧腿向内侧横向迈步，同时同侧手臂后摆、对侧手臂前摆。
- 重复该动作至规定步数、距离或次数。
- 换对侧方向进行同样的侧向走动作。

 小提示

全程保持均匀呼吸；在运动过程中如果臀部或腿部感到疼痛，应降低强度或立刻停止。

注意核心收紧，在整个运动过程中，背部不要出现屈曲，保持躯干整体稳定、迷你带处于拉紧的状态。

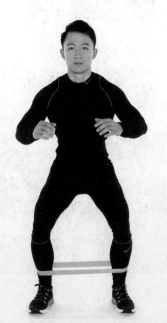

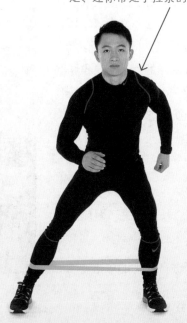

瑞士球－单腿下蹲

扫一扫，视频同步学

▶ **练习目的**

强化股四头肌力量，有助于半月板损伤的预防和康复。

▶ **主要肌肉**

股四头肌 、臀大肌、核心肌群。

初始姿势

- 身体站立于瑞士球前，背对瑞士球，躯干直立，目视前方，一侧腿伸展支撑身体，另一侧腿屈髋抬起约45度，双臂外展并向内屈肘，双手扶于腰间。

动作过程

- 保持单腿支撑姿势不变，支撑腿屈髋屈膝约90度下蹲至臀部接触瑞士球表面。
- 保持该姿势2~3秒，恢复至初始姿势。重复该动作至规定次数。
- 换对侧腿进行同样的动作。

小提示

身体下蹲时呼气，上升时吸气；在运动过程中如果臀部或大腿感到疼痛，应降低强度或立刻停止。

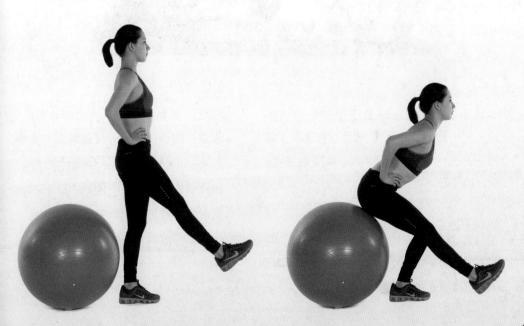

瑞士球-跪姿-背阔肌拉伸

▶ **练习目的**

提升肩关节灵活性，有助于肩关节盂唇撕裂、肩关节脱位的预防和康复。

扫一扫，视频同步学

▶ **主要肌肉**

背阔肌、胸肌。

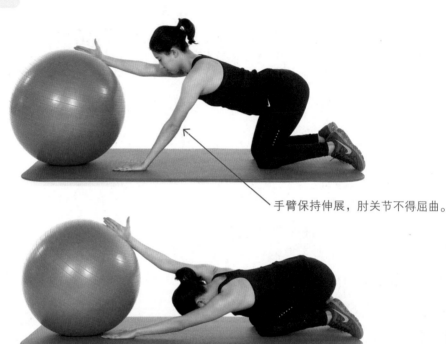

手臂保持伸展，肘关节不得屈曲。

初始姿势

- 身体跪于垫上，瑞士球置于体前约一臂距离，一侧手臂前伸，手掌侧面接触球面，掌心朝内，另一侧手臂下伸，手掌接触垫面，躯干保持平直。

🏊 **小提示**

全程保持均匀呼吸；拉伸时如果背部感到疼痛，应降低强度或立刻停止。

动作过程

- 保持小腿姿势不变，髋部后移下压至背部肌肉有拉伸感，使胸腹部与大腿、大腿与小腿最大限度地紧贴在一起。
- 保持该姿势至规定时间。
- 换对侧手臂进行同样的拉伸动作。

弹力带－站姿－双脚提踵

扫一扫，视频同步学

▶ **练习目的**

加强小腿三头肌力量，有助于踝关节扭伤、跟腱炎的预防和康复。

▶ **主要肌肉**

腓肠肌、比目鱼肌。

初始姿势

● 身体成直立站姿，目视前方，双腿并拢，双臂
自然下垂，将弹力带中间置于双脚前脚掌下，双
手紧握弹力带的两端，保持弹力带有一定张力
但不紧绷。

动作过程

● 保持躯干姿势不变，小腿后侧发力使双脚足跟
向上抬起至最大限度。

● 保持该姿势2~3秒，恢复至初始姿势。重复该动
作至规定次数。

 小提示

提踵时呼气，恢复时吸气；在运动
过程中如果脚踝或小腿感到疼痛，
应降低强度或立刻停止。

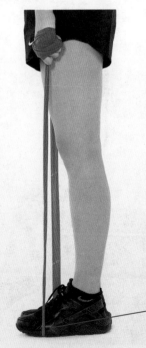

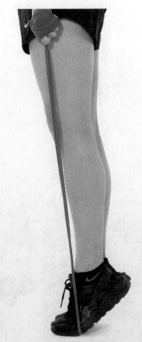

弹力带在前脚掌位置，
避免抬起足跟时弹力带
脱落。

117

弹力带－坐姿－单侧踝跖屈

扫一扫，视频同步学

▶ **练习目的**

加强踝关节跖屈力量，有助于踝关节扭伤、脚踝骨折的预防和康复。

▶ **主要肌肉**

腓肠肌、比目鱼肌。

初始姿势

- 身体坐于与腰部同高的跳箱上，躯干直立，目视前方，双腿屈膝，小腿自然下垂。双臂前伸，将弹力带一端固定于一侧脚前脚掌处且踝关节背屈约45度，弹力带另一端由双手交叠紧握并置于膝关节上方，保持弹力带有一定张力但不紧绷。

动作过程

- 保持躯干姿势不变，小腿后侧发力，踝关节跖屈使前脚掌向下拉伸弹力带至最大限度。
- 保持该姿势2~3秒，恢复至初始姿势。重复该动作至规定次数。
- 换对侧进行同样的拉伸动作。

小提示

跖屈时呼气，恢复时吸气；在运动过程中如果脚踝感到疼痛，应降低强度或立刻停止。

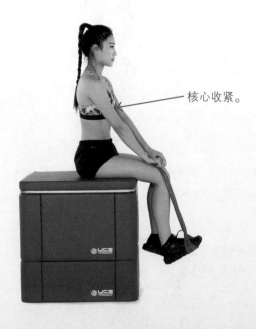

核心收紧。

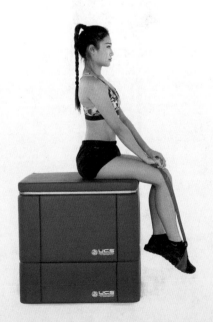

弹力带-坐姿-单侧踝背屈

扫一扫，视频同步学

▶ 练习目的

加强踝关节背屈力量，有助于踝关节扭伤、脚踝骨折的预防和康复。

▶ 主要肌肉

胫骨前肌。

初始姿势

- 身体坐于与腰部同高的跳箱上，躯干直立，目视前方，双腿屈膝，小腿自然下垂。双臂下展，双手扶于跳箱边缘。将弹力带一端固定于一侧脚前脚掌处且踝关节跖屈约90度，弹力带另一端固定于跳箱底部，保持弹力带有一定张力但不紧绷。

动作过程

- 保持躯干姿势不变，小腿前侧发力，踝关节背屈使前脚掌向上拉伸弹力带至最大限度。
- 保持该姿势2~3秒，恢复至初始姿势。重复该动作至规定次数。
- 换对侧进行同样的拉伸动作。

小提示

背屈时呼气，恢复时吸气；在运动过程中如果脚踝感到疼痛，应降低强度或立刻停止。

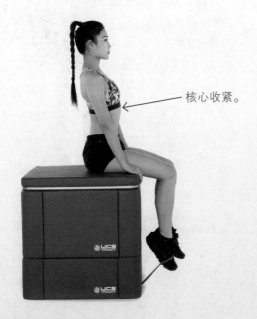

核心收紧。

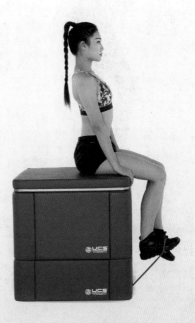

站姿-W字变Y字

▶ **练习目的**

强化肩胛带肌群力量，有助于肩袖损伤、肩关节脱位的预防和康复。

▶ **主要肌肉**

菱形肌、斜方肌、三角肌。

初始姿势

- 身体成站姿，目视前方，双脚分开，间距约与肩同宽，躯干前倾至髋关节成90度，膝关节屈曲至大腿与地面约成60度，肩胛骨向内、向下收紧，双臂上抬屈肘至与躯干成W字形，双手握拳，拳心相对，拇指朝上。

动作过程

- 保持躯干和腿部姿势不变，双臂向侧上方伸展至与躯干成Y字形。
- 保持该姿势2~3秒，恢复至初始姿势。重复该动作至规定次数。

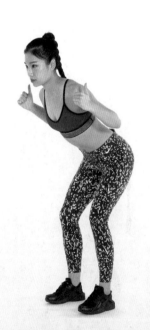

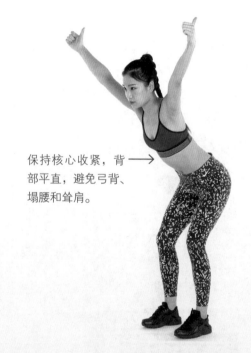

保持核心收紧，背 →
部平直，避免弓背、
塌腰和耸肩。

小提示

全程保持均匀呼吸；在运动过程中如果肩部
感到疼痛，应降低强度或立刻停止。

俯卧－Y字

扫一扫，视频同步学

▶ **练习目的**

强化肩胛带肌群力量，有助于肩关节盂唇撕裂、肩袖损伤、肩峰下撞击综合征、肩关节脱位的预防和康复。

▶ **主要肌肉**

斜方肌、菱形肌、三角肌。

初始姿势

- 身体俯卧于垫上，双腿并拢，双臂向侧上方伸展至与躯干成Y字形，双手握拳，拳心相对，拇指朝上。

保持核心收紧，不要耸肩，在运动过程中头部处于中立位。

动作过程

- 保持躯干和腿部姿势不变，肩胛骨向内、向下收缩，上背部发力使双臂向上抬起至最大限度。

- 保持该姿势2~3秒，恢复至初始姿势。重复该动作至规定次数。

小提示

全程保持均匀呼吸；在运动过程中如果感到肩部疼痛，应降低强度或立刻停止。

其他角度

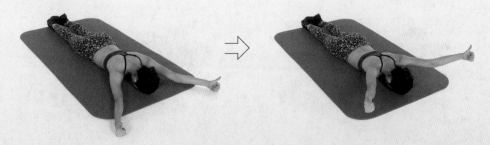

俯卧－W字

扫一扫，视频同步学

▶ **练习目的**

强化肩胛带肌群力量，有助于肩关节盂唇撕裂、肩袖损伤、肩峰下撞击综合征、肩关节脱位的预防和康复。

▶ **主要肌肉**

斜方肌、菱形肌、三角肌。

保持核心收紧，不要耸肩，在运动过程中头部处于中立位。

初始姿势

- 身体俯卧于垫上，双腿并拢，双臂上抬屈肘至与躯干成W字形，双手握拳，拳心相对，拇指朝上。

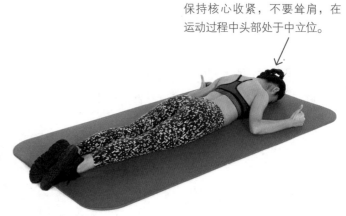

动作过程

- 保持躯干和腿部姿势不变，肩胛骨向内、向下收缩，上背部发力使双臂向上抬起至最大限度。

- 保持该姿势2~3秒，恢复至初始姿势。重复该动作至规定次数。

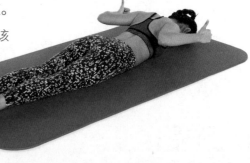

🏊 **小提示**

全程保持均匀呼吸；在运动过程中如果感到肩部疼痛，应降低强度或立刻停止。

其他角度

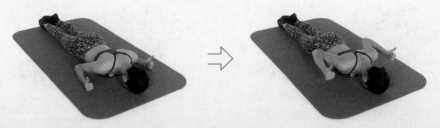

主动拉伸－动态坐式转动脚踝

扫一扫，视频同步学

▶ **练习目的**

提升踝关节灵活性，有助于踝关节扭伤、脚踝骨折的预防和康复。

▶ **主要肌肉**

胫骨前肌、腓肠肌、比目鱼肌、胫骨后肌、腓骨长肌、腓骨短肌、趾长伸肌。

 小提示

全程保持均匀呼吸；拉伸时如果脚踝感到
疼痛，应降低强度或立刻停止。

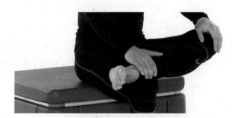

不要弓背。

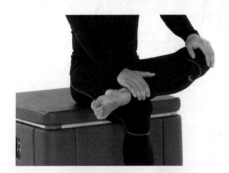

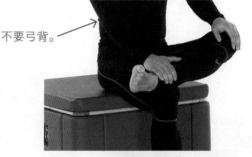

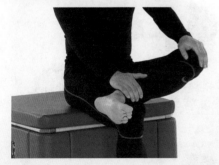

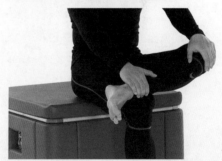

初始姿势

- 身体坐于与膝盖同高的跳箱上，一侧腿自
然屈膝支撑，另一侧腿上抬并屈膝，将脚
踝置于对侧腿膝盖上；屈膝腿同侧手臂前
伸，手掌扶于膝盖，对侧手臂前展，手掌
扶于脚踝。

动作过程

- 保持身体姿势不变，屈膝腿前脚掌向上、
向前、向下、向后移动，使踝关节环绕
旋转至目标肌肉有一定程度的拉伸感。

- 重复该动作至规定时间或次数。

- 换对侧脚进行同样的动作。

猫式伸展训练

扫一扫，视频同步学

▶ **练习目的**

拉伸腰背部，提升胸椎灵活性，有助于急性腰扭伤、慢性腰肌劳损的预防和康复。

▶ **主要肌肉**

菱形肌、斜方肌、腰方肌、竖脊肌、背阔肌。

初始姿势

● 身体跪于垫上，双脚、双膝分开，间距与髋同宽，双腿屈髋屈膝成90度，使躯干平行于地面，双臂向下伸展，手掌接触垫面支撑身体，头颈与躯干成一条直线，目视下方。

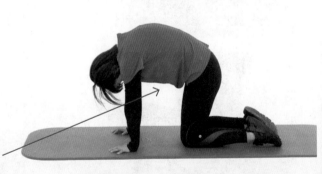

动作过程

● 保持腿部姿势不变，背部向上拱起至最大限度，头颈随之下低。

● 保持该姿势2~3秒。

● 保持腿部姿势不变，背部向下压低至最大限度，头颈随之上仰。

● 保持该姿势2~3秒。

● 重复该动作至规定次数。

在运动过程中保持腹部收紧，动作缓慢而有控制。

小提示

背部上拱时呼气，下压时吸气；在运动过程中如果腰部或背部感到疼痛，应降低强度或立刻停止。

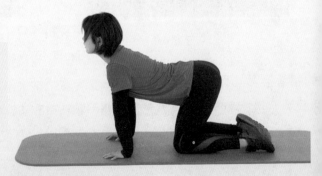

三角式伸展训练

扫一扫，视频同步学

▶ **练习目的**

拉伸腰背部，提升胸椎灵活性，有助于急性腰扭伤、慢性腰肌劳损的预防和康复。

▶ **主要肌肉**

腓肠肌、比目鱼肌、腘绳肌、背阔肌、胸肌。

初始姿势

- 身体站立于垫上，双脚分开与肩同宽，双腿踝关节略微背屈使腿部前倾，同时屈髋90度使躯干下俯，双臂向下伸展，手掌接触垫面支撑身体，头颈与躯干成一条直线。

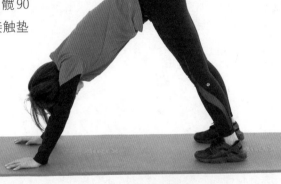

动作过程

- 保持双手、双脚位置不变，臀部向上挺起且肩部下压至躯干、头颈和手臂成一条直线，使身体成三角形。
- 保持该姿势至规定时间。

在运动过程中保持腹部收紧，双脚位置固定。

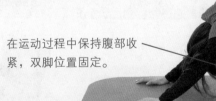

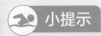 **小提示**

全程保持均匀呼吸；在运动过程中如果腰部或背部感到疼痛，应降低强度或立刻停止。

125

坐姿胸椎旋转训练

扫一扫，视频同步学

▶ **练习目的**

拉伸腰背部，放松脊椎，提升胸椎灵活性，有助于腰椎间盘突出、慢性腰肌劳损的预防和康复。

▶ **主要肌肉**

背阔肌、腹斜肌、腰方肌。

初始姿势

- 身体坐于垫上，躯干直立，目视前方，双腿展髋屈膝，小腿交叠成盘腿坐姿，双臂外展并向内屈肘，双手交叠置于脑后。

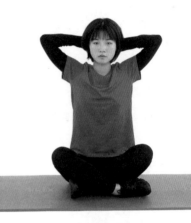

动作过程

- 保持腿部姿势不变，躯干向一侧旋转至最大限度，头颈和手臂也随之旋转。
- 保持该姿势2~3秒。
- 保持腿部姿势不变，躯干向另一侧旋转至最大限度，头颈和手臂也随之旋转。
- 保持该姿势2~3秒。
- 重复该动作至规定次数。

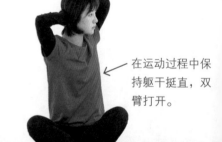

在运动过程中保持躯干挺直，双臂打开。

小提示

全程保持均匀呼吸；在运动过程中如果腰部或背部感到疼痛，应降低强度或立刻停止。

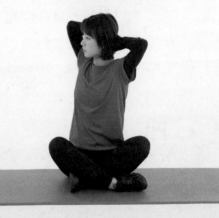

左右滑雪式跳跃训练

扫一扫，视频同步学

▶ **练习目的**

强化踝关节周围肌肉力量，有助于踝关节扭伤、跟腱炎的预防和康复。

▶ **主要肌肉**

腓肠肌、比目鱼肌、股四头肌、腘绳肌、臀大肌、核心肌群。

初始姿势

- 身体成直立站姿，目视前方，双脚并拢，双臂自然垂于体侧。

动作过程

- 一侧腿向外侧横向跨步，脚落地时略微屈髋屈膝进行缓冲；躯干前倾，对侧腿屈髋屈膝至小腿平行于地面，该侧手臂屈肘前摆，支撑腿侧手臂伸展后摆。

- 保持躯干前倾，换另一侧腿向外侧横向跨步，脚落地时略微屈髋屈膝进行缓冲；对侧腿屈髋屈膝至小腿平行于地面，该侧手臂屈肘前摆，支撑腿侧手臂伸展后摆。

- 重复该动作至规定次数。

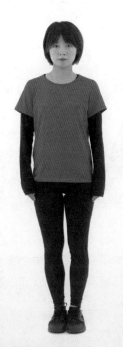

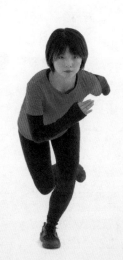

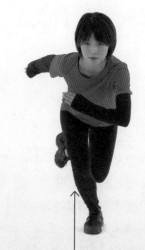

在运动过程中注意单腿落地时，髋、膝、踝关节在一条直线上，膝盖尽量不要超过脚尖。

小提示

全程保持均匀呼吸；在运动过程中如果臀部或腿部感到疼痛，应降低强度或立刻停止。

弹力带－向后拉伸踝关节

扫一扫，视频同步学

▶ 练习目的

提升踝关节灵活性，有助于脚踝骨折的预防和康复。

▶ 主要肌肉

腓肠肌、比目鱼肌。

 小提示

全程保持均匀呼吸；在运动过程中如果腿部或脚踝感到疼痛，应降低强度或立刻停止。

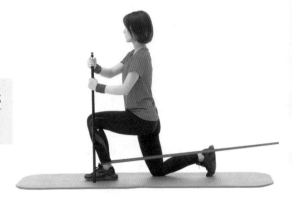

拉伸过程中保持身体稳定。

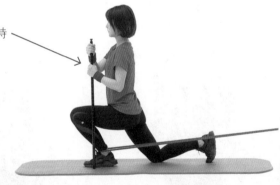

初始姿势

- 身体单膝跪于垫上，躯干直立，目视前方。一侧腿在前屈髋屈膝90度，使大腿平行于地面，将弹力带一端固定于踝关节处，弹力带另一端固定于身后略高于脚踝的位置，保持弹力带有一定张力但不紧绷；另一侧腿在后屈膝90度。双臂前伸屈肘，双手握住一根长棍置于前侧腿的外侧前脚掌处，使长棍垂直于地面。

动作过程

- 保持躯干姿势不变，身体重心前移下压，前侧腿屈膝且踝关节背屈至小腿后侧肌肉有中等强度的拉伸感。
- 保持该姿势至规定时间。
- 换对侧腿进行同样的拉伸动作。

弹力带－向前拉伸踝关节

扫一扫，视频同步学

▶ **练习目的**

提升踝关节灵活性，有助于脚踝骨折的预防和康复。

▶ **主要肌肉**

腓肠肌、比目鱼肌。

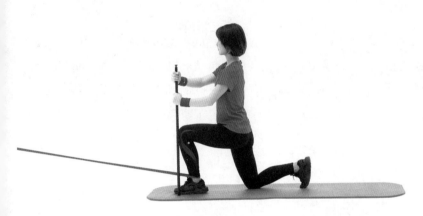

拉伸过程中保持身体稳定。

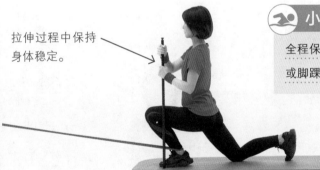

小提示

全程保持均匀呼吸；在运动过程中如果腿部或脚踝感到疼痛，应降低强度或立刻停止。

初始姿势

- 身体单膝跪于垫上，躯干直立，目视前方。一侧腿在前屈髋屈膝90度，使大腿平行于地面，将弹力带一端固定于踝关节处，弹力带另一端固定于身前略高于脚踝的位置，保持弹力带有一定张力但不紧绷；另一侧腿在后屈膝90度。双臂前伸屈肘，双手握住一根长棍置于前侧腿的外侧前脚掌处，使长棍垂直于地面。

动作过程

- 保持躯干姿势不变，身体重心前移下压，前侧腿屈膝且踝关节背屈至小腿后侧肌肉有中等强度的拉伸感。

- 保持该姿势至规定时间。

- 换对侧腿进行同样的拉伸动作。

平衡垫－站姿－单腿外展

扫一扫，视频同步学

▶ **练习目的**

加强踝关节周围肌肉的力量，有助于踝关节扭伤、跟腱炎的预防和康复。

▶ **主要肌肉**

腓肠肌、比目鱼肌、胫骨前肌、髋外展肌。

初始姿势

- 身体直立站于平衡垫上，目视前方，双脚略微分开，将迷你带环绕于双脚踝关节处，双臂向内屈肘，前臂交叠成十字，双手贴于对侧肩部。

动作过程

- 保持躯干姿势不变，一侧腿单独支撑身体，另一侧腿向外伸展抬起，拉伸迷你带至最大限度。

- 保持该姿势2~3秒，恢复至初始姿势。重复该动作至规定次数。

- 换对侧进行同样的外展动作。

小提示

全程保持均匀呼吸；在运动过程中如果腿部或脚踝感到疼痛，应降低强度或立刻停止。

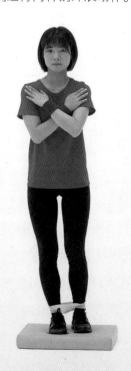

外展过程中保持身体稳定。

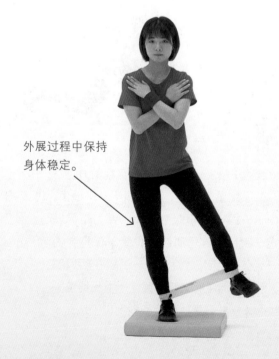

仰卧 – 交替摸脚跟

扫一扫，视频同步学

▶ 练习目的

强化腹部肌肉，有助于急性腰扭伤、慢性腰肌劳损的预防和康复。

▶ 主要肌肉

腹直肌、腹斜肌。

初始姿势

- 身体仰卧于垫上，目视上方，双臂置于体侧，双腿屈膝90度。

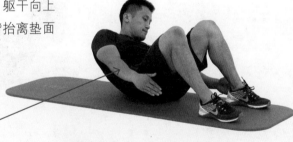

动作过程

- 保持腿部姿势不变和髋部紧贴垫面，躯干向上抬起并向一侧屈曲，同时同侧手臂抬离垫面并向前伸够至手指摸到同侧脚跟。

- 保持腿部姿势不变和髋部紧贴垫面，躯干向上抬起并向另一侧屈曲，同时同侧手臂抬离垫面并向前伸够至手指摸到同侧脚跟。

- 重复该动作至规定次数。

全程保持核心收紧，手臂悬空。

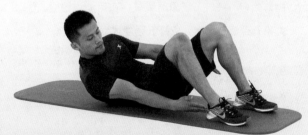

🏊 **小提示**

摸脚跟时呼气，还原时吸气；在运动过程中如果腰部或背部感到疼痛，应降低强度或立刻停止。

131

屈伸－下背部

扫一扫，视频同步学

▶ **练习目的**

强化背部肌肉，有助于慢性腰肌劳损的预防和康复。

▶ **主要肌肉**

竖脊肌、背阔肌。

初始姿势

● 身体俯卧于垫上，双脚分开与肩同宽，双臂
置于体侧外展约30度，双手成掌，掌心向下。

头部与躯干保持成一条直线，→
颈部不要过度前伸。

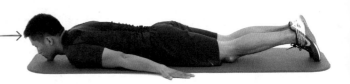

动作过程

● 保持下身姿势不变，躯干发力使胸部向上抬
起到最大限度。

● 保持该姿势2~3秒，恢复至初始姿
势。重复该动作至规定次数。

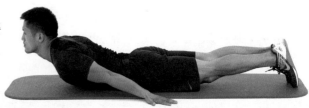

🏊 **小提示**

胸部抬起时呼气，还原时吸气；在运动过程中
如果背部感到疼痛，应降低强度或立刻停止。

其他角度

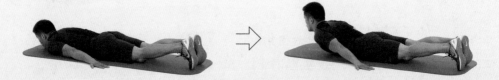

肱二头肌拉伸

扫一扫，视频同步学

▶ 练习目的

拉伸肱二头肌，有助于肩关节盂唇撕裂、肱二头肌肌腱炎的预防和康复。

▶ 主要肌肉

肱二头肌。

初始姿势

- 身体成直立站姿，目视前方，双脚分开与肩同宽，双臂侧平举并内旋90度，双手成掌，掌心朝后。

动作过程

- 保持躯干和腿部姿势不变，双臂水平向后伸展至最大限度。
- 保持该姿势至规定时间。

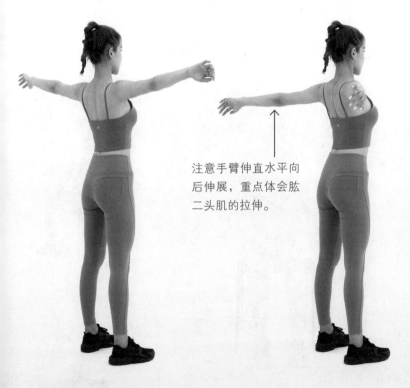

注意手臂伸直水平向后伸展，重点体会肱二头肌的拉伸。

其他角度

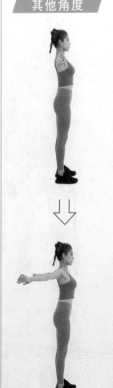

🏊 小提示

全程保持均匀呼吸；拉伸时如果手臂感到疼痛，应降低强度或立刻停止。

坐姿－背阔肌拉伸

扫一扫，视频同步学

▶ **练习目的**

提升背阔肌柔韧性，有助于腰背部肌筋膜炎的预防和康复。

▶ **主要肌肉**

背阔肌。

初始姿势

● 身体坐于与膝盖同高的椅子之上，躯干直立，目视前方，双脚分开小于肩宽，双腿自然屈膝90度支撑身体，双臂前伸，双手置于双膝上方。

动作过程

● 保持腿部姿势不变，一侧手臂外展上伸举过头顶至最大限度，躯干随之侧屈。

● 保持该姿势至规定时间。

● 换对侧进行同样的拉伸动作。

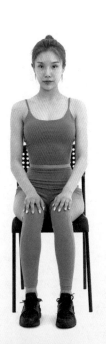

全程保持躯干在矢状面内运动。

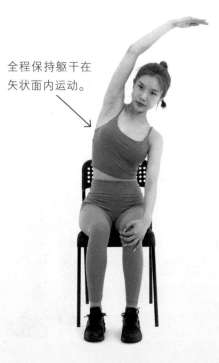

其他角度

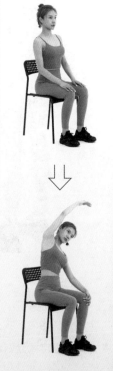

小提示

全程保持均匀呼吸；拉伸时如果背部感到疼痛，应降低强度或立刻停止。

上背部拉伸

扫一扫，视频同步学

▶ **练习目的**

提升菱形肌、斜方肌柔韧性，有助于颈部扭伤、腰背部筋膜炎的预防和康复。

▶ **主要肌肉**

菱形肌、斜方肌、屈腕肌群。

初始姿势

- 身体成直立站姿，目视前方，双脚分开与肩同宽，双臂前平举并内旋90度，双手成掌，十指交叉，掌心朝外。

动作过程

- 保持手臂和腿部姿势不变，肩胛骨、双肩和双臂水平前伸至最大限度。
- 保持该姿势2~3秒，恢复至初始姿势。重复该动作至规定次数。

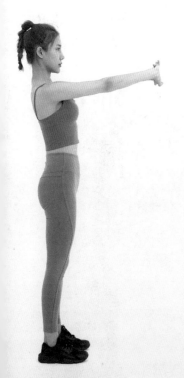

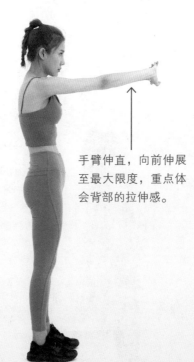

手臂伸直，向前伸展至最大限度，重点体会背部的拉伸感。

其他角度

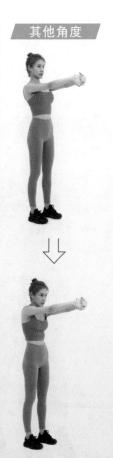

🏊 **小提示**

全程保持均匀呼吸；拉伸时如果背部感到疼痛，应降低强度或立刻停止。

拉伸－中背部

扫一扫，视频同步学

▶ 练习目的

提升背阔肌、腰方肌、腹斜肌柔韧性，有助于腰背部肌筋膜炎的预防和康复。

▶ 主要肌肉

背阔肌、腰方肌、腹斜肌。

初始姿势

● 身体成直立站姿，目视前方，双脚分开与肩同宽，双臂自然垂于体侧。

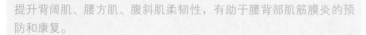 小提示

全程保持均匀呼吸；拉伸时如果背部感到疼痛，应降低强度或立刻停止。

动作过程

● 保持脚部位置不变，双臂外展并向内屈肘，双手扶于腰间，躯干向一侧扭转至对侧背部及腰部肌群有中等强度拉伸感。

● 保持该姿势2~3秒。

● 保持双手扶腰姿势不变，躯干向另一侧扭转至对侧背部及腰部肌群有中等强度拉伸感。

● 保持该姿势2~3秒。

● 重复该动作至规定次数。

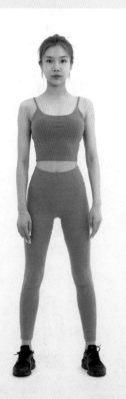
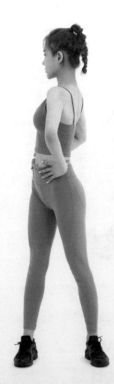

全程保持核心收紧，背部挺直。动作不宜过快，注意感受肌肉的拉伸感。

婴儿式

扫一扫，视频同步学

▶ 练习目的

提升背部肌群的柔韧性，有助于腰背部肌筋膜炎的预防和康复。

▶ 主要肌肉

背部肌群。

初始姿势

- 身体跪于垫上，双脚、双膝分开与髋同宽，胸腹部与大腿、大腿与小腿最大限度紧贴在一起，额头接触垫面，双臂前伸，前臂与双手掌心接触垫面。

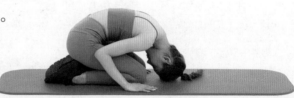

动作过程

- 保持腿部姿势不变，躯干屈曲，头部向后移动至膝盖前侧，双臂屈肘移至膝盖两侧。
- 保持该姿势至规定时间。

🏊 小提示

全程保持均匀呼吸；在运动过程中如果背部感到疼痛，应降低强度或立刻停止。

其他角度

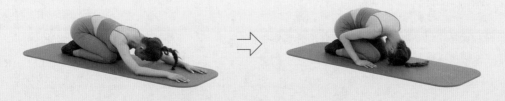

动态拉伸－下背部

扫一扫，视频同步学

▶ 练习目的

提升腰大肌、腰方肌柔韧性，有助于急性腰扭伤、慢性腰肌劳损、腰背部肌筋膜炎的预防和康复。

▶ 主要肌肉

腰大肌、腰方肌、竖脊肌。

初始姿势

- 身体仰卧于垫上，目视上方，双腿屈髋屈膝至髋关节、膝关节成45度，小腿平行于地面，双臂屈肘，双手抱于膝盖下方。

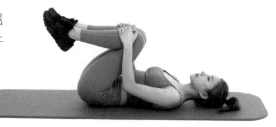

动作过程

- 保持双手抱膝姿势不变，核心发力使臀部抬起，身体向头部方向滚动。
- 保持双手抱膝姿势不变，核心发力使躯干抬起，身体向脚部方向滚动。
- 重复该动作至规定次数。

合理利用惯性滚动身体。

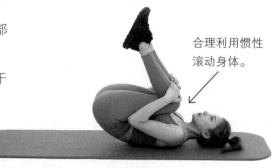

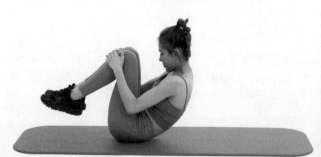

 小提示

全程保持均匀呼吸；拉伸时如果背部感到疼痛，应降低强度或立刻停止。

俯卧－挺身转体

扫一扫，视频同步学

▶ 练习目的

强化竖脊肌力量，有助于腰椎间盘突出的预防和康复。

▶ 主要肌肉

竖脊肌。

初始姿势

- 身体俯卧于垫上，双脚分开与肩同宽，双臂上抬屈肘，双手扶于双耳两侧，背部发力使躯干向上抬起约30度。

动作过程

- 保持下身姿势不变，躯干以抬起状态向一侧旋转至最大限度。

- 保持该姿势2~3秒。

- 保持下身姿势不变，躯干以抬起状态向另一侧旋转至最大限度。

- 保持该姿势2~3秒。

- 重复该动作至规定次数。

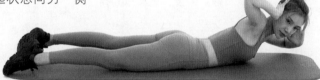

重点体会躯干的旋转，双臂始终贴近双耳，与身体同步旋转。

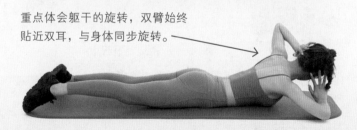

🏊 小提示

转体时呼气，还原时吸气；过程中如果背部感到疼痛，应降低强度或立刻停止。

俯卧－挺身

扫一扫，视频同步学

▶ **练习目的**

强化竖脊肌力量，有助于腰椎间盘突出的预防和康复。

▶ **主要肌肉**

竖脊肌。

重点体会竖脊肌的收缩
发力，双臂与躯干保持
在同一水平面上移动。

初始姿势

● 身体俯卧于垫上，双脚分开与肩同宽，双臂
  上抬屈肘，双手扶于双耳两侧。

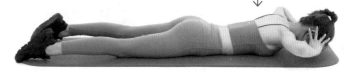

动作过程

● 保持下身姿势不变，背部发力使躯干向上
  抬起约30度。

● 保持该姿势2~3秒，恢复为初始姿势。重
  复该动作至规定次数。

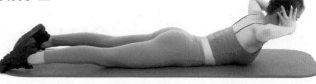

🏊 **小提示**

躯干抬起时呼气，还原时吸气；在运动过程中
如果背部感到疼痛，应降低强度或立刻停止。

其他角度

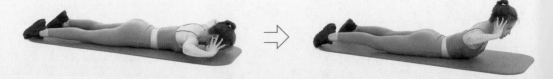

俯卧－两头起

扫一扫，视频同步学

▶ 练习目的

强化臀大肌、竖脊肌、三角肌后束力量，有助于腰椎间盘突出、腰背部肌筋膜炎、慢性腰肌劳损的预防和康复。

▶ 主要肌肉

臀大肌、竖脊肌、三角肌后束。

初始姿势

- 身体俯卧于垫上，双脚分开与肩同宽，双臂向前伸展，双手成掌，掌心相对。

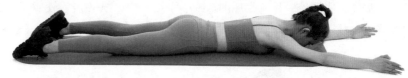

动作过程

- 保持腹部和髋部接触垫面，背部发力使胸部、肩部、头部、手臂和双腿同时向上抬起至最大限度。

- 保持该姿势2~3秒，恢复至初始姿势。重复该动作至规定次数。

重点体会臀大肌、竖脊肌的收缩发力，双臂始终保持伸直状态。

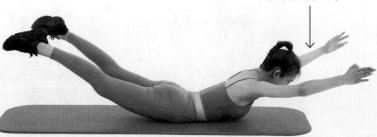

🏊 小提示

上抬时呼气，还原时吸气；在运动过程中如果背部或臀部感到疼痛，应降低强度或立刻停止。

其他角度

141

早安式－体前屈

扫一扫，视频同步学

▶ 练习目的

强化腘绳肌、臀大肌、竖脊肌、腰方肌力量，有助于慢性腰肌劳损、腰背部肌筋膜炎的预防和康复。

▶ 主要肌肉

腘绳肌、臀大肌、竖脊肌、腰方肌。

初始姿势

- 身体成直立站姿，目视前方，双脚分开小于肩宽，双臂外展且向上屈肘，双手手指张开，扶于脑后两侧。

动作过程

- 保持双脚位置不变，臀部略微后移且屈髋90度，使躯干下俯至大约平行于地面。
- 保持该姿势2~3秒，恢复至初始姿势。重复该动作至规定次数。

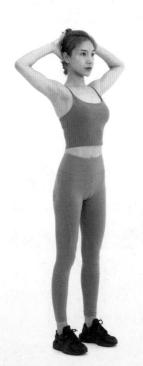

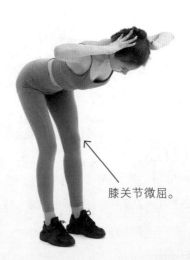

膝关节微屈。

😎 小提示

前屈时呼气，还原时吸气；过程中如果腰部或臀部感到疼痛，应降低强度或立刻停止。

硬拉－划船

▶ **练习目的**

强化背部肌肉力量，有助于腰椎间盘突出、腰背部肌筋膜炎、慢性腰肌劳损的预防和康复。

▶ **主要肌肉**

菱形肌、斜方肌、背阔肌。

初始姿势

- 身体成直立站姿，目视前方，双脚分开小于肩宽，双臂向斜上方举起，双手握拳，拳心向下。

动作过程

- 保持躯干和腿部姿势不变，上背肌发力，使肩关节向后打开，双臂屈肘向后下方移动至最大限度，做划船动作。

- 保持该姿势2~3秒，恢复至初始姿势。重复该动作至规定次数。

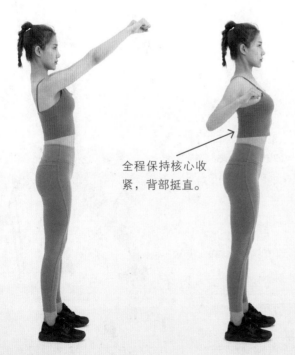

全程保持核心收紧，背部挺直。

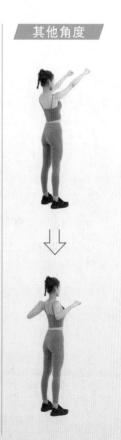

其他角度

小提示

做划船动作时呼气，还原时吸气；过程中如果背部感到疼痛，应降低强度或立刻停止。

143

小腿拉伸

扫一扫，视频同步学

▶ **练习目的**

提升小腿后侧肌肉的柔韧性，有助于跟腱炎的预防和康复。

▶ **主要肌肉**

比目鱼肌、腓肠肌。

初始姿势

- 身体成弓步站姿，躯干前倾，目视前方，前侧腿屈髋屈膝约120度，后侧腿略微屈髋屈踝，膝关节保持伸展，双臂前伸，双手扶于椅背之上。

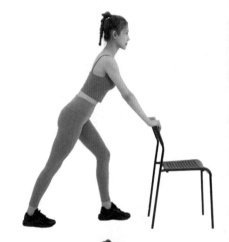

动作过程

- 前侧腿加大屈髋屈膝幅度，使臀部前移下压至后侧腿部、臀部与躯干成一条直线。
- 保持该姿势至规定时间。
- 换对侧腿进行同样的拉伸动作。

重心前移的同时保持双脚位置不变，脚掌始终完全接触地面。

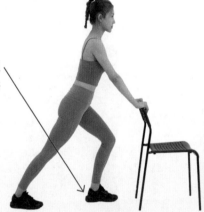

小提示

全程保持均匀呼吸；拉伸时如果小腿感到疼痛，应降低强度或立刻停止。

其他角度

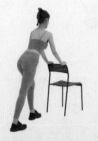 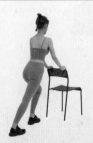

踝关节灵活性练习

扫一扫，视频同步学

▶ 练习目的

激活踝关节，有助于踝关节扭伤的预防和康复。

▶ 主要肌肉

胫骨前肌、腓肠肌、比目鱼肌。

小提示

全程保持均匀呼吸；在运动过程中如果脚踝
感到疼痛，应降低强度或立刻停止。

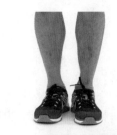

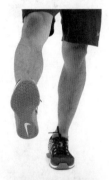

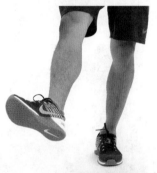

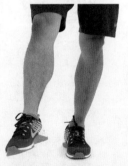

注意身体挺直，核心
收紧，保持标准的身
体姿势，重点体会踝
关节的灵活转动。

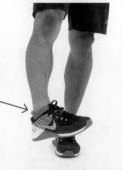

初始姿势

- 身体成直立站姿，目视前方，双脚并拢，
  双臂自然垂于体侧。

动作过程

- 保持躯干姿势不变，一侧腿屈髋约30度使
  脚抬起，以踝关节为轴，前脚掌依次向上、
  向外、向下、向内转动，使踝关节环绕旋
  转360度。

- 重复该动作至规定次数或时间。

- 换对侧脚进行同样的动作。

四方向－颈屈伸

扫一扫，视频同步学

▶ 练习目的

提升颈部灵活性，有助于颈部扭伤的预防和康复。

▶ 主要肌肉

斜方肌、胸锁乳突肌、肩胛提肌。

 小提示

全程保持均匀呼吸；在运动过程中如果颈部感到疼痛，应降低强度或立刻停止。

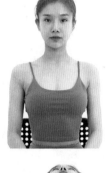

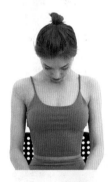

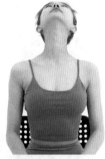

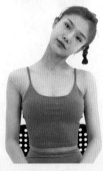

放慢动作，感受肌肉的发力与收缩。

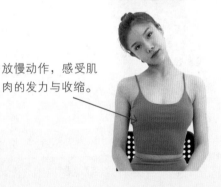

初始姿势

- 身体坐于与膝盖同高的椅子之上，躯干直立，目视前方，双脚分开与髋同宽，双腿自然屈膝90度支撑身体，双臂前伸，双手置于双膝上方。

动作过程

- 保持身体姿势不变，依次向前、向后、向左、向右屈颈。
- 重复该动作至规定次数。

颈部旋转

扫一扫，视频同步学

▶ 练习目的

提升颈部灵活性，有助于颈部扭伤的预防和康复。

▶ 主要肌肉

斜方肌、胸锁乳突肌、肩胛提肌。

初始姿势

● 身体坐于与膝盖同高的椅子之上，躯干直立，目视前方，双脚分开与髋同宽，双腿自然屈膝90度支撑身体，双臂前伸，双手置于双膝上方。

动作过程

● 保持身体姿势不变，头部向一侧旋转到最大限度。

● 保持该姿势2~3秒。

● 保持身体姿势不变，头部向另一侧旋转到最大限度。

● 保持该姿势2~3秒。

● 重复该动作至规定次数。

小提示

全程保持均匀呼吸；在运动过程中如果颈部感到疼痛，应降低强度或立刻停止。

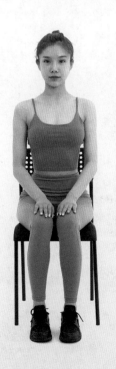
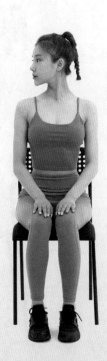
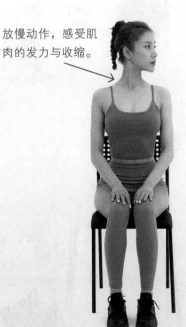

放慢动作，感受肌肉的发力与收缩。

深层颈屈肌动态激活

扫一扫，视频同步学

▶ **练习目的**

激活深层颈屈肌，有助于颈部扭伤的预防和康复。

▶ **主要肌肉**

胸锁乳突肌、斜角肌、头长肌、颈长肌、头前直肌、头外侧直肌。

初始姿势

● 身体坐于与膝盖同高的椅子之上，躯干直立，目视前方，双脚分开与髋同宽，双腿自然屈膝90度支撑身体，双臂前伸，双手置于双膝上方。

动作过程

● 保持身体姿势不变，头部缓慢向后水平移动至颈部两侧肌群有明显的拉伸感。

● 保持该姿势2~3秒，恢复至初始姿势。重复该动作至规定次数。

🏊 小提示

全程保持均匀呼吸；在运动过程中如果颈部感到疼痛，应降低强度或立刻停止。

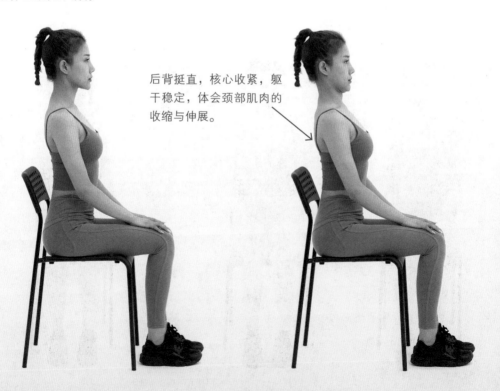

后背挺直，核心收紧，躯干稳定，体会颈部肌肉的收缩与伸展。

颈部后侧拉伸

扫一扫，视频同步学

▶ 练习目的

提升斜方肌上束、肩胛提肌、竖脊肌柔韧性，有助于颈部扭伤的预防和康复。

▶ 主要肌肉

斜方肌上束、肩胛提肌、竖脊肌。

初始姿势

- 身体坐于与膝盖同高的椅子之上，躯干直立，目视前方，双脚分开与髋同宽，双腿自然屈膝90度支撑身体，一侧手臂前伸，手部置于膝盖上方，另一侧手臂外展且向上屈肘，手部扶于对侧头部。

动作过程

- 保持躯干和腿部姿势不变，抬起的手臂将头部向同侧拉伸至对侧颈部后侧有拉伸感。
- 保持该姿势至规定时间。
- 换对侧进行同样的动作。

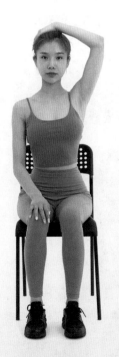

重点体会颈部后侧肌肉的拉伸感。

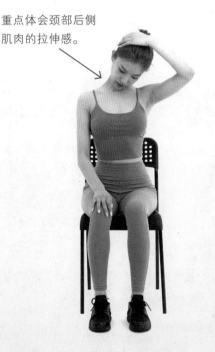

其他角度

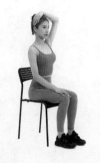

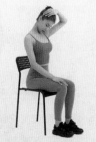

小提示

全程保持均匀呼吸；拉伸时如果颈部感到疼痛，应降低强度或立刻停止。

颈部－四方向－静推

扫一扫，视频同步学

▶ 练习目的

强化颈部力量，有助于颈部扭伤的预防和康复。

▶ 主要肌肉

颈屈肌、颈伸肌、颈部侧屈肌。

 小提示

全程保持均匀呼吸；在运动过程中如果颈部感到疼痛，应降低强度或立刻停止。

初始姿势

- 身体成直立站姿，目视前方，双脚分开与肩同宽，双臂自然垂于体侧。

动作过程

- 保持躯干和腿部姿势不变，一侧手臂外展且向上屈肘，手掌贴于同侧头部，指尖朝后，掌根向对侧静推头部。
- 换对侧手臂进行同样的静推动作。
- 保持躯干和腿部姿势不变，双臂外展且向上屈肘，双手交叠贴于脑后并向前静推头部。
- 换双手交叠贴于额头并向后静推头部。
- 重复该动作至规定次数。

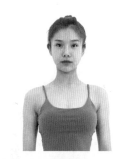

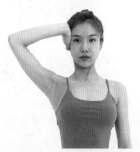

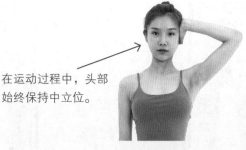

在运动过程中，头部始终保持中立位。

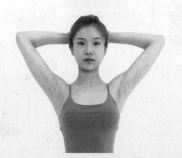

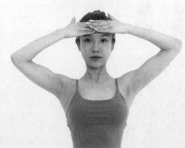

颈部绕环

扫一扫，视频同步学

▶ 练习目的

提升颈部灵活性，有助于颈部扭伤的预防和康复。

▶ 主要肌肉

颈屈肌、颈伸肌、颈部侧屈肌。

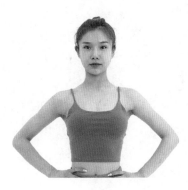

小提示

全程保持均匀呼吸；在运动过程中如果颈部
感到疼痛，应降低强度或立刻停止。

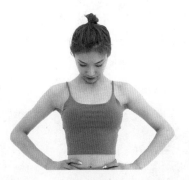

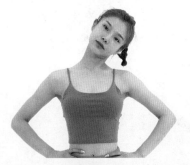

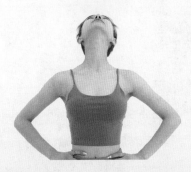

全程保持核心收紧，背
部挺直，动作缓慢。

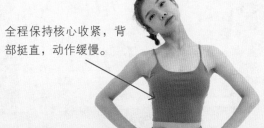

初始姿势

- 身体成直立站姿，目视前方，双脚分开
  与肩同宽，双臂外展且向内屈肘，双手
  扶于腰间。

动作过程

- 保持身体姿势不变，头部沿顺时针或逆时
  针方向进行最大限度的360度环绕运动。
- 重复该动作至规定次数。

站姿－肩部激活

扫一扫，视频同步学

▶ 练习目的

强化肩部肌群力量，有助于肩袖损伤、肩峰下撞击综合征、肩关节脱位的预防和康复。

▶ 主要肌肉

三角肌、肩胛下肌、冈上肌、冈下肌、小圆肌。

初始姿势

- 身体成直立站姿，目视前方，双脚分开与肩同宽，双臂自然垂于体侧。

🏊 小提示

全程保持均匀呼吸；在运动过程中如果肩部感到疼痛，应降低强度或立刻停止。

动作过程

- 保持躯干和腿部姿势不变，双臂前平举，双手握拳，拳心相对，拇指朝上。

- 保持躯干和腿部姿势不变，双臂水平向后屈肘90度，双手保持拳心相对，拇指朝上。

- 保持躯干和腿部姿势不变，肩袖肌群发力使双臂以上臂为轴外旋90度，前臂垂直于地面，双手保持拳心相对，拇指朝后。

- 恢复至初始姿势。重复该动作至规定次数。

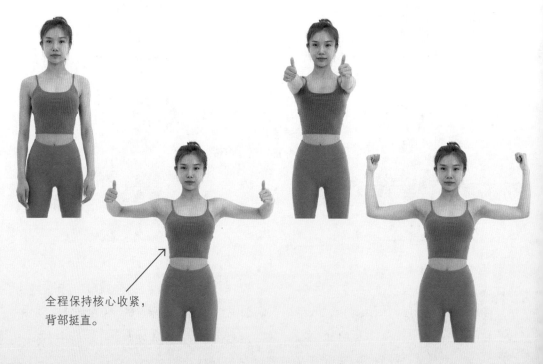

全程保持核心收紧，背部挺直。

肩部画圈

扫一扫，视频同步学

▶ 练习目的

提升肩关节灵活性，有助于肩袖损伤、肩关节脱位、肩关节盂唇撕裂的预防和康复。

▶ 主要肌肉

斜方肌、肩胛提肌。

初始姿势

- 身体成直立站姿，目视前方，双脚分开与肩同宽，双臂自然垂于体侧。

动作过程

- 保持躯干和腿部姿势不变，肩胛骨发力，使双肩以肩关节为轴依次向前、向上、向后、向下缓慢环绕转动360度。
- 重复该动作至规定次数。

小提示

全程保持均匀呼吸；在运动过程中如果肩部感到疼痛，应降低强度或立刻停止。

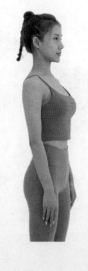

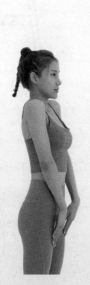

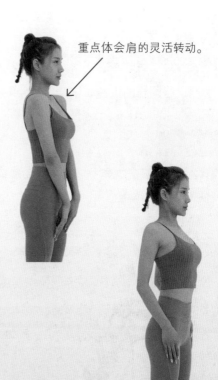

重点体会肩的灵活转动。

坐姿－腿部后侧拉伸

扫一扫，视频同步学

▶ **练习目的**

提升腘绳肌的柔韧性，有助于髌腱炎、腘绳肌拉伤的预防和康复。

▶ **主要肌肉**

腘绳肌、腓肠肌、比目鱼肌。

初始姿势

● 身体坐于与膝盖同高的椅子之上，仅有臀部与椅面前侧接触，躯干直立，目视前方；双脚分开与肩同宽，一侧腿自然屈膝支撑，另一侧腿伸展，足跟着地，脚尖略微内勾；双臂前伸，双手置于双膝上方。

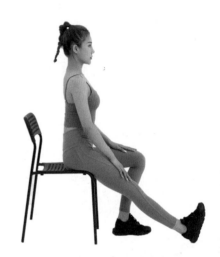

动作过程

● 保持腿部姿势不变，屈髋使躯干下俯，同时双臂伸展，双手交叠并从伸展腿膝盖处沿腿部下移至脚踝处。

● 保持该姿势至规定时间。

● 换对侧腿进行同样的拉伸动作。

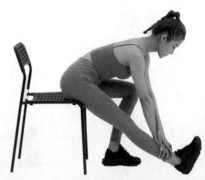

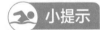 **小提示**

全程保持均匀呼吸；拉伸时如果腿部感到疼痛，应降低强度或立刻停止。

其他角度

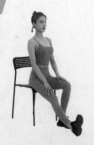 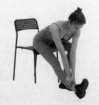

坐姿－腘绳肌拉伸

扫一扫，视频同步学

▶ 练习目的

提升腘绳肌柔韧性，有助于内侧副韧带损伤、髌腱炎、腘绳肌拉伤的预防和康复。

▶ 主要肌肉

腘绳肌、腓肠肌、比目鱼肌。

全程保持背部挺直。

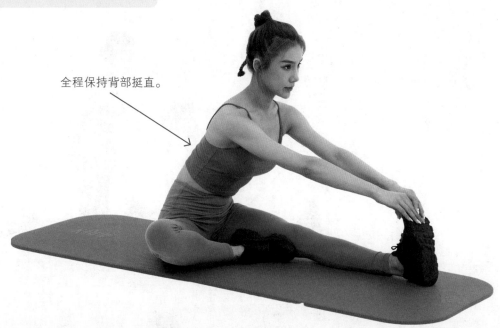

初始姿势

- 身体坐于垫上，躯干略微前倾，目视前方，一侧腿向前伸展，另一侧腿向外屈髋并向内屈膝至最大限度，脚掌紧贴对侧的大腿内侧，双臂前展，双手扶住伸展腿的脚尖。

动作过程

- 保持该姿势至规定时间。
- 换对侧腿进行同样的拉伸动作。

小提示

全程保持均匀呼吸；拉伸时如果大腿感到疼痛，应降低强度或立刻停止。

其他角度

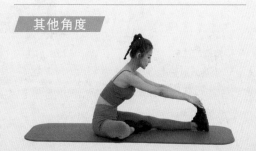

155

搭档－坐姿－腘绳肌拉伸

扫一扫，视频同步学

▶ 练习目的

提升腘绳肌柔韧性，有助于腘绳肌拉伤的预防和康复。

▶ 主要肌肉

腘绳肌、腓肠肌、比目鱼肌。

初始姿势

- 训练者身体坐于垫上，躯干直立，目视前方，双腿并拢向前伸展，双臂自然垂于体侧，双手掌心朝下接触垫面。辅助者单膝跪在垫上，位于训练者身后约一臂远位置，双手手掌扶于训练者肩部。

膝盖不要屈曲。

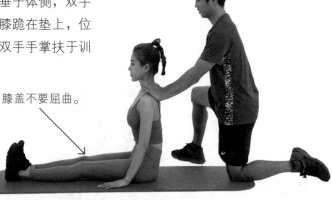

动作过程

- 辅助者屈髋俯身，双臂发力向前推动训练者，使训练者躯干前倾；同时训练者保持腿部姿势不变，双臂向前伸展，双手接触双脚脚尖至大腿后侧肌群有中等强度拉伸感。
- 保持该姿势至规定时间。

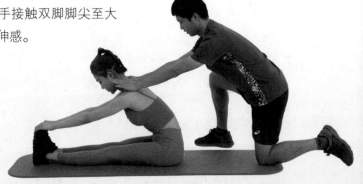

🏊 小提示

全程保持均匀呼吸；拉伸时如果大腿感到疼痛，应降低强度或立刻停止。

站姿－大腿前侧拉伸

扫一扫，视频同步学

▶ **练习目的**

提升股四头肌柔韧性，预防关节囊挛缩，有助于膝前痛、内侧副韧带损伤的预防和康复。

▶ **主要肌肉**

股四头肌。

初始姿势

- 身体成直立站姿，目视前方，双脚分开与肩同宽，双臂自然垂于体侧。

动作过程

- 保持躯干姿势不变，一侧腿单独支撑身体，另一侧腿向后屈膝，同侧手臂后摆，用手抓住该侧脚背并将脚向臀部拉伸至大腿前侧肌群有中等强度拉伸感。

- 保持该姿势至规定时间。

- 换对侧腿进行同样的拉伸动作。

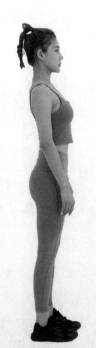

全程保持核心收紧，背部挺直。

其他角度

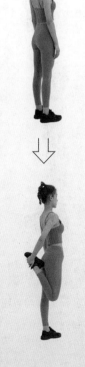

小提示

全程保持均匀呼吸；拉伸时如果大腿前侧感到疼痛，应降低强度或立刻停止。

157

单脚-站立

▶ 练习目的

加强踝关节周围力量，有助于跟腱炎的预防和康复。

扫一扫，视频同步学

▶ 主要肌肉

腓肠肌、比目鱼肌、胫骨前肌。

初始姿势

● 身体成直立站姿，目视前方，双脚分开与肩同宽，双臂外展并向内屈肘，双手扶于腰间。

动作过程

● 保持躯干和手臂姿势不变，一侧腿单独支撑身体，另一侧腿向后屈膝约90度，同时脚背尽量绷直。

● 保持该姿势至规定时间。

● 换对侧腿进行同样的屈膝动作。

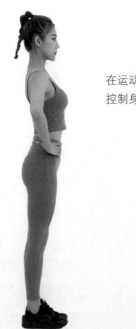

在运动过程中，躯干收紧，控制身体平衡。

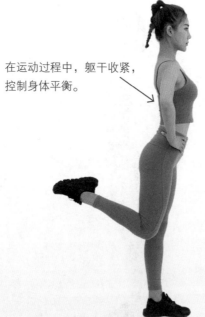

其他角度

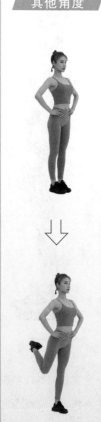

小提示

全程保持均匀呼吸；在运动过程中如果脚踝或腿部感到疼痛，应降低强度或立刻停止。

窄距－半蹲

扫一扫，视频同步学

▶ **练习目的**

加强股四头肌的力量，有助于内侧副韧带损伤、髌腱炎、半月板损伤的预防和康复。

▶ **主要肌肉**

股四头肌、臀大肌。

初始姿势

- 身体成直立站姿，目视前方，双脚分开小于肩宽，双臂自然垂于体侧。

动作过程

- 保持双脚位置不变，身体屈髋屈膝，股四头肌和臀大肌发力，使躯干前倾至髋关节成90度，膝关节屈曲至大腿与地面成45度，同时双臂前平举，双手掌心朝下。

- 保持该姿势2~3秒，恢复至初始姿势。重复该动作至规定次数。

其他角度

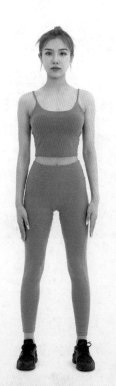

全程保持核心收紧，背部挺直。

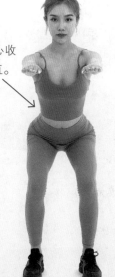

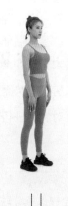

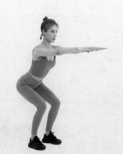

小提示

下蹲时吸气，还原时呼气；在运动过程中如果臀部或大腿感到疼痛，应降低强度或立刻停止。

159

跪姿－大腿前侧拉伸

▶ **练习目的**

提升股四头肌柔韧性，拉伸髌腱，有助于髌腱炎的预防和康复。

扫一扫，视频同步学

▶ **主要肌肉**

股四头肌。

初始姿势

- 身体单膝跪于垫上，一侧腿在前屈髋屈膝，躯干下俯至胸腹部与大腿接触，目视下方。双臂下展，双手成掌，掌心置于脚部两侧并接触垫面。另一侧腿在后展髋屈膝，使头颈、躯干与大腿成一条直线，膝盖与脚背接触垫面。

动作过程

- 保持前侧腿和对侧手臂姿势不变，躯干和头部内旋，目视后侧脚；同时后侧腿屈膝，对侧手臂后伸，用手握住后侧脚前脚背并向大腿拉伸至最大限度。
- 保持该姿势至规定时间。
- 换对侧腿进行同样的拉伸动作。

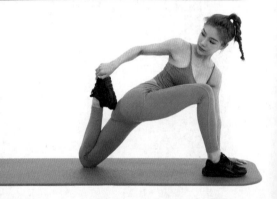

🏊 **小提示**

全程保持均匀呼吸；拉伸时如果大腿感到疼痛，应降低强度或立刻停止。

其他角度

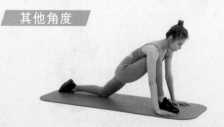 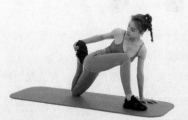

侧卧－股四头肌拉伸

扫一扫，视频同步学

▶ 练习目的

提升股四头肌柔韧性，拉伸髌腱，有助于髌腱炎、膝前痛的预防和康复。

▶ 主要肌肉

股四头肌。

初始姿势

- 身体侧卧于垫上，双腿并拢并伸展，躯干向上侧屈抬起，上侧手臂外展且向内屈肘，手部扶于腰间，下侧手臂下展且向前屈肘，前臂接触垫面支撑身体。

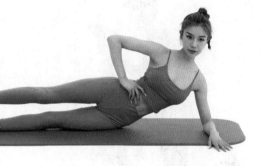

动作过程

- 保持躯干和下侧腿、手臂姿势不变，上侧腿向后屈膝，同时上侧手臂后伸屈肘，用手握住上侧脚前脚背并向大腿拉伸至最大限度。
- 保持该姿势至规定时间。
- 换对侧腿部进行同样的拉伸动作。

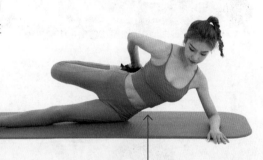

全程保持核心收紧，注意保持平衡。

🏊 小提示

全程保持均匀呼吸；拉伸时如果大腿感到疼痛，应降低强度或立刻停止。

其他角度

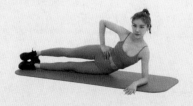 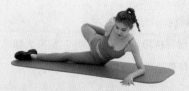

搭档－仰卧－腘绳肌拉伸

扫一扫，视频同步学

▶ **练习目的**

提升腘绳肌柔韧性，有助于膝前痛、腘绳肌拉伤的预防和康复。

▶ **主要肌肉**

腘绳肌。

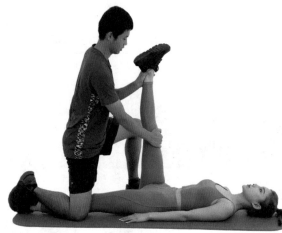

初始姿势

- 训练者身体仰卧于垫上，目视上方，双腿伸展，双臂置于体侧。辅助者单膝跪于垫上，位于训练者膝盖外侧，将训练者一侧腿向上伸展抬起至髋关节成90度。辅助者一侧手握住训练者脚踝，另一侧手扶住训练者膝盖。

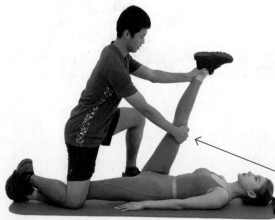

动作过程

- 辅助者上侧手臂发力向前推，使训练者腿部向躯干下压至大腿后侧肌群有中等强度拉伸感，同时下侧手臂发力向后拉，防止训练者膝盖弯曲。
- 保持该姿势至规定时间。
- 换对侧腿进行同样的拉伸动作。

拉伸过程中膝盖不要弯曲。

小提示

全程保持均匀呼吸；拉伸时如果大腿感到疼痛，应降低强度或立刻停止。

热身－膝关节

▶ **练习目的**

提升膝关节的灵活性，有助于髌腱炎、半月板损伤的预防和康复。

▶ **主要肌肉**

股四头肌、腘绳肌。

初始姿势

- 身体成直立站姿，目视前方，双脚分开与肩同宽，双臂自然垂于体侧。

动作过程

- 保持双脚位置不变，下肢肌肉发力屈膝90度，躯干前倾约45度，双臂外展并向内屈肘，双手扶于膝盖之上。

- 臀部向上抬起至膝关节完全伸展，同时展髋至90度，双臂亦完全伸展。

- 恢复至初始姿势。重复该动作至规定次数。

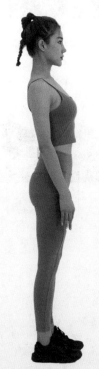
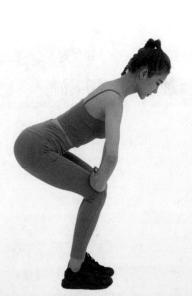
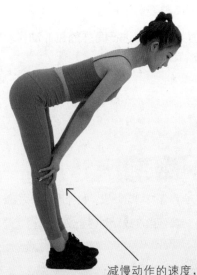

减慢动作的速度，膝关节伸展时切勿锁死。

小提示

全程保持均匀呼吸；在运动过程中如果膝盖感到疼痛，应降低强度或立刻停止。

俯卧扭转－股四头肌拉伸

扫一扫，视频同步学

▶ **练习目的**

强化股四头肌力量，拉伸髌腱，有助于膝前痛、内侧副韧带损伤的预防和康复。

▶ **主要肌肉**

股四头肌、腹斜肌。

初始姿势

- 身体俯卧于垫上，双脚分开与肩同宽，双臂侧平展，双手成掌，掌心向下。

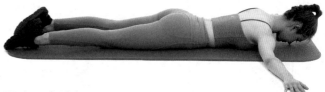

动作过程

- 保持双臂姿势不变，一侧腿向上屈膝90度并向对侧转动至脚掌完全触地。
- 保持该姿势至规定时间。
- 换对侧腿部进行同样的拉伸动作。

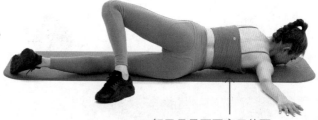

躯干尽量不要离开垫面。

小提示

全程保持均匀呼吸；拉伸时如果大腿感到疼痛，应降低强度或立刻停止。

其他角度

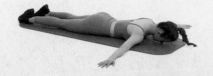 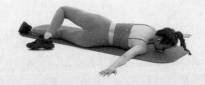

搭档－俯卧－腘绳肌被动练习

扫一扫，视频同步学

▶ **练习目的**

提升腘绳肌力量，有助于膝前痛、腘绳肌拉伤的预防和康复。

▶ **主要肌肉**

腘绳肌。

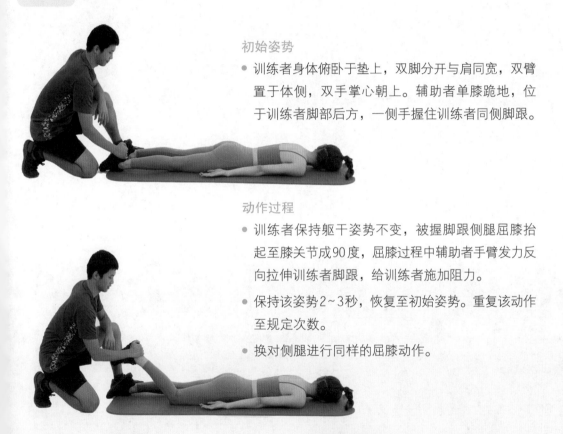

初始姿势

- 训练者身体俯卧于垫上，双脚分开与肩同宽，双臂置于体侧，双手掌心朝上。辅助者单膝跪地，位于训练者脚部后方，一侧手握住训练者同侧脚跟。

动作过程

- 训练者保持躯干姿势不变，被握脚跟侧腿屈膝抬起至膝关节成90度，屈膝过程中辅助者手臂发力反向拉伸训练者脚跟，给训练者施加阻力。
- 保持该姿势2~3秒，恢复至初始姿势。重复该动作至规定次数。
- 换对侧腿进行同样的屈膝动作。

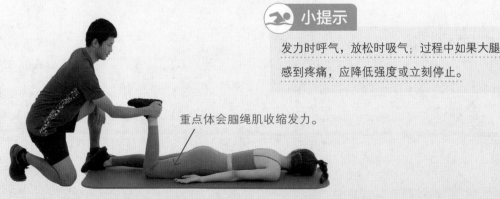

🏊 **小提示**

发力时呼气，放松时吸气；过程中如果大腿感到疼痛，应降低强度或立刻停止。

重点体会腘绳肌收缩发力。

165

第9章

常见疑问与误区

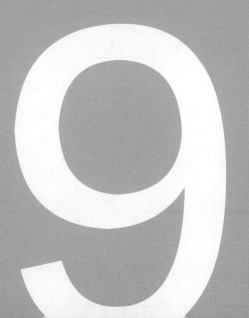

9

1　患腰椎间盘突出还能继续参加游泳运动吗？

患腰椎间盘突出是否能参加游泳运动要根据病情来判断。腰椎间盘突出急性期时症状往往表现为腰部疼痛并且下肢有放射痛，同时伴随一定程度的活动受限，例如不能弯腰等。在急性期，建议及时就医治疗，尽可能卧床休息，进行药物治疗，避免较为剧烈的运动。急性期之后，若没有明显的腰痛及下肢放射痛等症状，可以继续参加游泳等运动项目。

2　腰椎间盘突出可以痊愈吗？一定得手术治疗吗？

腰椎间盘突出理论上来讲是不会痊愈的。但是只要无明显疼痛及麻木症状就不需太关注它。首先，我们应明确一个概念，腰椎间盘突出是腰椎间盘各部分尤其是髓核，发生了不同程度的退行性改变后，向后突出压迫神经，继而产生腰部疼痛，一侧下肢或双侧下肢麻木、疼痛等一系列临床症状。腰椎间盘突出可先进行保守治疗，急性期可卧床休息，并采取牵引、口服药物治疗等，非急性期可进行腰背肌功能练习。若保守治疗3个月后无效，且病情加重影响正常生活，可选择手术治疗。

3　腰椎间盘突出会遗传吗?

腰椎间盘突出不会遗传。因为腰椎间盘突出的诱因以劳损和外伤为主,所以并不属于遗传性疾病。

4　急性腰扭伤后要严格卧床休息吗?

急性腰扭伤是指运动或劳动时,腰骶关节及腰背两侧肌肉、筋膜、韧带、关节囊、滑膜等软组织发生急性损伤或者腰椎小关节错位,引起腰骶部疼痛及功能障碍。在急性期应尽量卧床休息,减小对腰椎的压力,在急性期若强行进行体育锻炼,可能会加重损伤。

5　患膝前痛还能继续运动吗?

膝前痛患者多是跑步爱好者,患者深蹲、上下楼梯、奔跑、长距离行走、箭步蹲等动作后会引起疼痛,可能影响正常生活。患膝前痛还能继续运动,但必须强调的是,任何运动都应该以不出现疼痛症状为原则。如果跑步过程中或跑完之后膝关节出现疼痛,则不建议继续进行该运动,或进行该运动时应把运动量减小到不出现疼痛为宜,需要循序渐进地参加体育运动。

6　膝关节内侧副韧带损伤一定得手术治疗吗？

膝关节内侧副韧带是稳定膝关节内侧的主要结构，分为两层，浅层与关节囊紧密相连，深层与内侧半月板紧密相连。膝关节内侧副韧带周围血供丰富，有很强的自愈能力，因此大部分单纯的膝关节内侧副韧带损伤保守治疗就可以，仅小部分膝关节内侧副韧带撕裂严重的患者需要手术治疗。

7　髌腱炎的治疗方法有哪些？

髌腱炎多为膝关节过度使用和反复劳损引起的髌腱无菌性炎症。髌腱炎治疗包括：休息，以不引起疼痛为前提适当运动；冰敷10~15分钟，尤其是运动后；使用肌贴或者髌骨带，以减小髌腱压力；可有选择地口服非甾体抗炎药，外用药物治疗或冲击波治疗；加强下肢肌力训练。

8　半月板损伤能通过保守治疗痊愈吗？

半月板损伤共分Ⅲ级。Ⅰ级和Ⅱ级半月板损伤一般情况下通过保守治疗可以痊愈。平时应加强膝关节周围肌肉力量训练，避免急性膝关节扭伤的发生。但是如果达到Ⅲ级半月板损伤，意味着有半月板撕裂的发生，那么需要到正规的运动医学专科医院治疗，可能就得经过膝关节镜的微创手术方式治疗。

9 崴脚真的只是一个小问题吗？

首先必须强调，崴脚绝对不是一个小问题。崴脚在日常生活中十分常见，往往不被重视。其实，崴脚有可能伴随踝关节韧带损伤。崴脚后应根据PRICE原则进行处理，并尽快就医，检查是否存在撕脱骨折的情况。损伤早期应固定踝关节，后期加强踝关节力量训练。若未经正确的治疗及康复训练，十分容易发展为习惯性崴脚，踝关节韧带松弛，影响日常生活且需要手术干预。

10 肩关节痛一定是肩周炎吗？

肩周炎主要表现为肩部疼痛、肩关节活动功能受限并且日益加重，是症状达到某种程度后逐渐缓解，直至最后完全复原的慢性特异性炎症。由于其好发年龄在50岁左右，因此又称"五十肩"。肩周炎确实非常常见，但肩关节疼痛不一定就是肩周炎。肩关节疼痛要注意肩袖损伤、盂唇撕裂、钙化性肌腱炎等问题。

11 肩袖损伤可以自愈吗？一定需要外科手术干预吗？

　　肩袖损伤是指肩袖肌腱部位的撕裂，以肩部疼痛、无力、活动受限为主要表现。很遗憾，肩袖损伤是不可以自愈的。肩袖部分损伤和较小撕裂可选择保守治疗，老年患者也可选择保守治疗，但保守治疗并不能使撕裂的部位愈合，只可以缓解症状，例如疼痛和肌力问题。若保守治疗无效和有较大撕裂，请及早进行手术治疗，避免撕裂进一步加剧而加重病情。

12 孕妇可以游泳吗？

　　孕妇妊娠满五个月以后，才可游泳。游泳时孕妇身体处于水平状态，血液受重力的影响减弱，血液循环变好，使孕妇可能有的浮肿、痔疮、眩晕等问题有所减轻，但是一定要注意水温、气温的变化。孕妇一般需在水温30℃左右的室内游泳池游泳。因为在温度低的水中游泳，冷水的刺激会使子宫收缩进而导致流产的风险提升。孕妇游泳一定要事先咨询专业医生并在医生的指导下进行，切勿盲目游泳。

13 儿童可以冬泳吗？

儿童可以冬泳，但是要注意采取相应的驱寒保暖措施。由于儿童较成年人免疫力低，因此冬泳可能会导致儿童体温快速下降，加之儿童的体温调节功能不如成年人健全，所以儿童冬泳要量力而行，以免造成不必要的伤害。

14 可以空腹游泳吗？

尽量不要空腹游泳。游泳需要消耗大量的能量，空腹游泳特别容易引起低血糖，使游泳者发生头昏、无力，甚至晕厥等情况，这些情况一旦发生，容易引起无法挽回的严重后果。同时也要尽量避免饱腹游泳。吃完东西后，血液可能会相对集中在胃部帮助消化，如果这个时候游泳，那么血流就会尽量去给肌肉供氧，供给胃部的血液会相应减少，容易导致食物消化困难，引起胃部不适。

15　游泳结束后可以马上进食吗？

游泳运动会消耗身体的大量能量，使人体感到饥饿和劳累，所以游完泳需要补充能量。但是游泳后不建议马上进食，因为游泳之后身体的肌肉需要大量营养，体内的血液会流向四肢的肌肉中，从而导致肠胃消化吸收的血液不充足。如果在运动过后立即进食，容易造成消化不良和肠胃方面的疾病，因此游完泳至少40分钟再进食更为妥当。

16　得了皮肤病还可以游泳吗？

若为非传染性皮肤病且皮肤无破溃，可以游泳。但要注意，若是传染性皮肤病患者或皮肤破溃者就不要去游泳了，避免传染给其他人，同时泳池内含有一些刺激性物质，可能加重自身病情。

17　半月板损伤患者建议蛙泳吗？

半月板是膝关节内的纤维软骨板，在大腿和小腿的骨头之间，像是股骨、胫骨之间的缓冲器，保护了二者之间的关节面，吸收了向下传达的震动。而蛙泳的腿部动作归纳为：收、翻、蹬、夹、漂，正好处于膝内扣的运动模式下，容易压迫到半月板，造成损伤。因此在半月板损伤较轻的情况下，可以游泳，但是尽量不要采用蛙泳姿势。

18　游泳可以促进儿童长高吗？

常听人说"游泳长个儿"，那么这种说法正确吗？相关研究显示，身高除了受到遗传因素的影响，还受到后天营养、运动、生活习惯等诸多因素的影响。游泳属于伸展型的运动，在游泳的过程中，四肢、躯干得到充分伸展，重要的是许多重要身体结构如肩关节、膝盖、脚踝等不断得以伸展，有助于长高。

19　为什么游泳池的水温都偏低？

首先，低水温才能使人体有效地散热。人体刚下水时，会觉得冷，不适应，但只要开始游泳了，就会很快适应水的温度。这就是因为在游泳的过程中，身体会产生热量，体温升高，冷水因此起到了降温的作用。如果水温偏高，就会影响人体散热，甚至水温如果高于体温，泳池的水就会完全失去降温的作用，游泳也会变成蒸桑拿。其次，人体刚下水时，冷水会让血管收缩，开始游泳之后，身体产生的热量需要散发出去，血管则会扩张，这样一个热胀冷缩的过程，使得心血管也得到了运动，从而预防了心血管疾病。最后，冷水不仅能让血管收缩，还能帮助肌肉收缩，使得游泳过程中每一个动作都是充满力量的，毕竟人体的每一个动作都需要通过肌肉收缩来完成。但如果是在偏高的水温中游泳，则会适得其反。尽管温度高的水会使全身肌肉放松，但相对于冷水而言，在温度高的水中游泳，短时间内就会感觉到身体疲劳。

20　游泳时腿抽筋应该怎么办？

抽筋是肌肉痉挛较为大众的说法。游泳时腿抽筋是比较常见的现象，一旦发作不仅疼痛难忍，而且抽筋部位还不能活动。游泳时腿抽筋如不及时施救，常常因之发生溺水事故。若游泳时发生小腿抽筋，要保持镇静，惊恐慌乱会导致呛水，使抽筋加剧。此时应先深吸一口气，把头潜入水中，使背部浮上水面，两手抓住脚尖，用力向自身方向拉，同时双腿用力伸。若一次不行，可反复进行几次，肌肉就会慢慢松弛而恢复原状。上岸后及时擦干身体，注意保暖，对仍觉疼痛的部位可做适当的按摩，使抽筋进一步缓解。

21　建议婴儿游泳吗？

近年来婴儿游泳、亲子游泳非常火爆，游泳本质上可以给身体发育带来好处，但同时也可能出现严重意外！婴儿还不会讲话，在游泳时感到不适不能通过言语明确表达，也无法在溺水时求助。因此，仅建议在能保证安全的前提下让婴儿游泳。

22　多大的儿童学习游泳最好？

儿童可以开始上游泳课的最低年龄没有研究给出准确的数字，但5岁之后比更小时学习更快；同时是否适合上游泳课可以根据认知、情感、心理活动等进行判断，也可以结合儿童在初次游泳课的表现进行判断。

动作视频观看说明

　　本书提供了大部分训练动作的在线视频，您可通过微信"扫一扫"，扫描训练动作页面上的二维码进行观看。

步骤1

　　点击微信聊天界面右上角的"+"，弹出功能菜单（图1）。

步骤2

　　点击弹出的功能菜单上的"扫一扫"，进入该功能界面。扫描训练动作页面上的二维码，扫描后可直接观看视频（图2）。

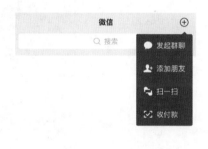

图1

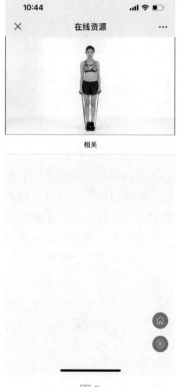

图2

作者简介

周敬滨

博士，国家体育总局运动医学研究所运动创伤外科主任，健康中国行动推进委员会专家咨询委员会委员，亚洲运动医学联合会执委，中国体育科学学会运动医学分会秘书长，中华医学会运动医疗分会常委，亚洲田径联合会医务委员会委员；曾多次作为医疗专家参加奥运会、亚运会等重要赛事；长期从事运动损伤的预防、治疗、康复和重返赛场的临床与研究工作。

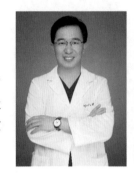

果森

医学硕士，国家体育总局运动医学研究所运动创伤外科主治医师；擅长踝关节、膝关节、肩关节和肘关节等部位的运动损伤的诊断及治疗；曾多次参加国家队运动员的会诊；曾发表多篇运动医学专业文章。

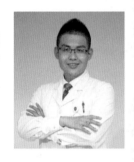

胥皞

国家体育总局运动医学研究所高级运动防护师、康复主管技师，中国康复医学会物理治疗专业委员会运动康复物理治疗学组委员，中华运动康复教育学院委员，北京康复医学会运动伤病康复专业委员会委员；美国南加州大学访问学者，美国佐治亚州立大学访问学者；中国花样滑冰队、中国自由式滑雪空中技巧队康复保障专家组成员，全国队医培训班讲师团成员；曾在2016年里约奥运会、2018年平昌冬奥会、2022年北京冬奥会备战周期中为重点队伍和重点运动员提供康复保障工作；目前从事骨科及运动损伤的康复治疗、运动康复人才培养及学术技术交流工作。

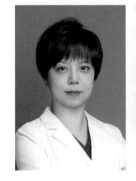